G. P. V. Srikumar
Aarushi Gajpal

Biofilme em endodontia

G. P. V. Srikumar
Aarushi Gajpal

Biofilme em endodontia

Os micróbios persistentes

ScienciaScripts

Imprint

Any brand names and product names mentioned in this book are subject to trademark, brand or patent protection and are trademarks or registered trademarks of their respective holders. The use of brand names, product names, common names, trade names, product descriptions etc. even without a particular marking in this work is in no way to be construed to mean that such names may be regarded as unrestricted in respect of trademark and brand protection legislation and could thus be used by anyone.

Cover image: www.ingimage.com

This book is a translation from the original published under ISBN 978-620-7-99520-2.

Publisher:
Sciencia Scripts
is a trademark of
Dodo Books Indian Ocean Ltd. and OmniScriptum S.R.L publishing group

120 High Road, East Finchley, London, N2 9ED, United Kingdom
Str. Armeneasca 28/1, office 1, Chisinau MD-2012, Republic of Moldova, Europe
Printed at: see last page
ISBN: 978-620-8-17667-9

DOMÍNIO DA DISCIPLINA: DENTISTRIA

TÍTULO DO LIVRO: BIOFILME EM ENDODONTIA.

AUTOR: Dr. G.P.V. SRIKUMAR

CO-AUTOR: Dr. AARUSHI GAJPAL

Índice

1. INTRODUÇÃO

A etiologia mais comum das patologias pulpares e perirradiculares são os microrganismos ou a microflora que infectam o tecido pulpar dentário e tratam os dentes com terapia endodôntica.[1] A persistência destes microrganismos, mesmo após a conclusão do tratamento do canal radicular, é a causa mais importante de insucesso endodôntico.[2] Atualmente, é amplamente reconhecido que a grande maioria destes microrganismos cresce e comporta-se invariavelmente como membros de comunidades metabolicamente integradas denominadas "Biofilme".[3,4]

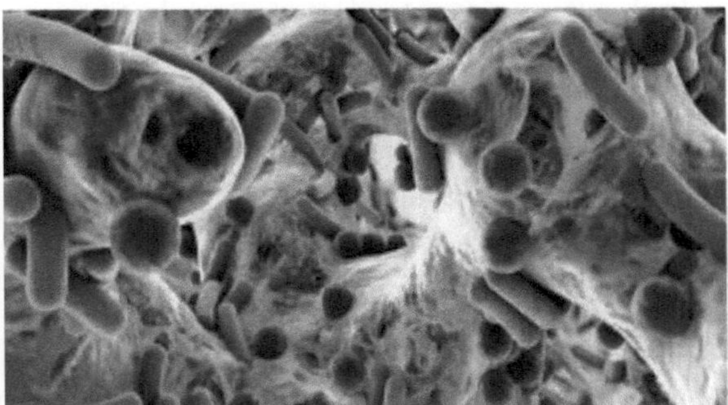

Figura 1:Biofilme dentário

Marshall, em 1976, observou o envolvimento de "fibrilhas de polímeros extracelulares muito finas" que ancoravam as bactérias às superfícies.[5] Costerton et alobservaram que as comunidades de bactérias aderentes em sistemas aquáticos estavam envolvidas numa matriz de "glicocálix" que se verificou ser de natureza polissacárida e que este material matricial mediava a adesão.[6] Costerton et al, em 1987, afirmaram que o biofilme é constituído por células individuais e microcolónias, todas embebidas numa matriz de exopolímero altamente hidratada e predominantemente aniónica.[7] Characklis e Marshall, em 1990, descreveram outros aspectos que definem os biofilmes, tais como as caraterísticas de heterogeneidade espacial e temporal e o envolvimento de substâncias inorgânicas ou abióticas mantidas juntas na matriz do biofilme.[8]

Costerton et al., em 1995, sublinharam que os biofilmes podiam aderir a superfícies e interfaces e uns aos outros, incluindo na definição agregados microbianos e Aoccules e populações aderentes dentro de espaços porosos de meios porosos.[9] Costerton e Lappin-Scott afirmaram, ao mesmo tempo, que a adesão desencadeava a expressão de genes que controlavam a produção de componentes bacterianos necessários para a adesão e formação de biofilmes, sublinhando que o processo de formação de biofilmes era regulado por genes específicos transcritos durante a ligação inicial das células.[10]

A definição mais recente de biofilme "é uma comunidade microbiana multicelular séssil caracterizada por células que estão firmemente ligadas a tecidos duros ou moles e enredadas numa matriz autoproduzida de Substância Polimérica Extracelular (EPS)T[11] Também pode ser definido como uma comunidade de microcolónias de microrganismos numa solução aquosa que está rodeada por uma matriz feita de glicocálix, que também liga as células bacterianas a um substrato sólido. [12]Esta definição será útil porque algumas populações bacterianas que preenchiam os critérios anteriores de um biofilme, que envolviam a formação de uma matriz e o crescimento numa superfície, não assumiram efetivamente o fenótipo de biofilme. [13]A capacidade de formar biofilmes tem sido considerada um fator de virulência[14] e as infecções por biofilmes representam cerca de 65% a 80% das infecções bacterianas que afectam os seres humanos no mundo desenvolvido.[15]

Um conceito tradicional que explica os processos infecciosos que ocorrem nos seres humanos sugere que as doenças são produzidas como resultado da invasão agressiva de microrganismos nocivos que lutam contra as defesas do hospedeiro humano, desencadeando mecanismos que libertam anticorpos e células imunitárias. O impacto de tal abordagem gera uma predisposição para procurar os microrganismos "mais perigosos" que podem causar/desencadear os danos mais graves no hospedeiro. [16]Estas bactérias orais têm a capacidade de formar biofilme em diferentes superfícies, desde os tecidos duros aos tecidos moles. Assim, o fundamental para manter a saúde oral e prevenir a cárie dentária, a gengivite e a periodontite é controlar os biofilmes orais.[17][18][19]

O biofilme é a forma de crescimento bacteriano que sobrevive a condições ambientais e nutricionais desfavoráveis e ao ambiente do canal radicular que favorece a formação de biofilme.[20]A matriz de EPS desempenha um papel na adesão bacteriana às superfícies, serve como um suporte que determina a estrutura do biofilme; retém nutrientes, água e enzimas essenciais; e proporciona proteção contra ameaças exógenas, tais como antimicrobianos e células e moléculas de defesa do hospedeiro.[21,22] Medeia a adesão do biofilme às superfícies, actuando muitas vezes como uma "cola biológica" que proporciona estabilidade mecânica ao biofilme. Permite a acumulação de enzimas extracelulares e o exercício de actividades importantes, que incluem a aquisição de nutrientes e a degradação cooperativa de macromoléculas complexas. Mantém as células do biofilme muito próximas, permitindo assim interações que incluem a deteção de quorum, trocas genéticas e sinergismo patogénico. Em períodos de privação de nutrientes, pode servir como fonte de nutrientes, embora alguns componentes da matriz possam ser apenas lenta ou parcialmente degradáveis. Retém água e mantém um microambiente altamente hidratado em torno da população de biofilme. Desempenha um papel protetor contra as células e moléculas de defesa do hospedeiro, bem como contra os agentes antimicrobianos.[23]

O estilo de vida da comunidade de biofilmes proporciona uma série de vantagens às bactérias colonizadoras, incluindo o estabelecimento de uma vasta gama de habitats para o crescimento, uma maior diversidade e eficiência metabólicas, maiores possibilidades de trocas genéticas e intercomunicações bacterianas, bem como proteção contra ameaças externas.[24] As organizações de biofilmes podem também resultar numa patogenicidade reforçada e colectiva. Nas comunidades multiespecíficas, pode surgir um vasto espetro de relações entre as espécies que as compõem e, em algumas circunstâncias, as interações podem resultar em efeitos patogénicos sinérgicos.[11]

Os micróbios endodônticos residem no sistema de canais radiculares infectados como estruturas de biofilme aderentes à superfície. Embora a flora microbiana endodôntica esteja estabelecida como sendo menos diversificada em comparação com a flora microbiana oral, a tarefa de desinfetar o sistema de canais radiculares é um dos desafios mais proeminentes na Endodontia. Os micróbios endodônticos habitam toda a anatomia do canal radicular sob a forma de biofilme aderente à superfície.[25] As actividades bacterianas estão normalmente confinadas aos espaços intracanais, mas em determinadas condições formam biofilme mesmo para além do forame apical.[26][27][28]

A complexidade geométrica e anatómica do sistema de canais radiculares tende a proteger o biofilme bacteriano dos desinfectantes dos canais radiculares e dos procedimentos de instrumentação.[26] Além disso, a progressão da infeção endodôntica altera o estado nutricional e ambiental do sistema de canais radiculares, aparentemente tornando-o mais anaeróbio e esgotando-o de nutrientes.

Este facto cria um nicho ecológico difícil para os microrganismos sobreviventes[29] . O modo de crescimento do biofilme permite que as bactérias residentes sobrevivam a condições ambientais desfavoráveis onditions [30,31].

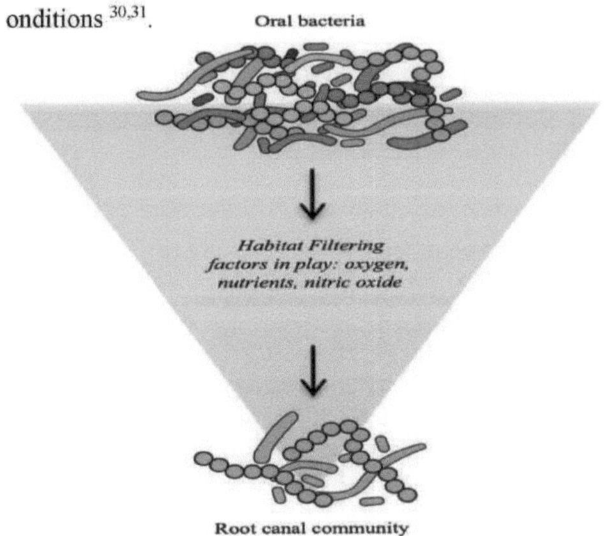

Figura 2: Bactérias orais e comunidade do canal radicular

Como em qualquer microambiente natural, as capacidades adaptativas dos organismos individuais são exponencialmente aumentadas quando crescem em comunidades de biofilme. De acordo com a proposta e os dados actuais, existe um argumento para a inclusão do conceito de biofilme na etiologia das infecções endodônticas persistentes. A base para esta abordagem ecológica das infecções endodônticas sugere que o "agente patogénico" mais perigoso não é uma espécie individual, mas uma entidade polimicrobiana que sofre alterações fisiológicas e genéticas desencadeadas por alterações no ambiente do canal radicular. [16]O objetivo desta Dissertação da Biblioteca é fornecer uma visão detalhada sobre o Biofilme e o seu papel na Endodontia; o mecanismo da sua formação, o seu papel na patose pulpar e periapical, os tipos de biofilme e os vários métodos utilizados para a sua remoção.

2. HISTÓRIA

Há já algum tempo que sabemos que as bactérias podem aderir a superfícies sólidas e formar uma camada viscosa e escorregadia. Estes biofilmes bacterianos são predominantes na maioria das superfícies húmidas na natureza e podem causar problemas ambientais.[32] Os biofilmes podem ou não aderir a superfícies, mas situam-se predominantemente nos tecidos ou nas secreções, e podem encontrar-se componentes do hospedeiro nos biofilmes.[33] Talvez porque muitos biofilmes são suficientemente espessos para serem visíveis a olho nu, estas comunidades microbianas foram das primeiras a ser estudadas pela ciência da microbiologia, que se encontrava em desenvolvimento tardio.[32]

Anthony Van Leeuwenhoek (1632-1723), dos Países Baixos, observou e descreveu biofilmes utilizando o seu microscópio primitivo em matéria da sua própria boca (1683-1708), onde viu micróbios agregados na "pele dos dentes" e em "partículas raspadas da sua língua". [34]Louis Pasteur (1822-1895) observou e esboçou agregados de bactérias como a causa da acidez do vinho.[35,36]

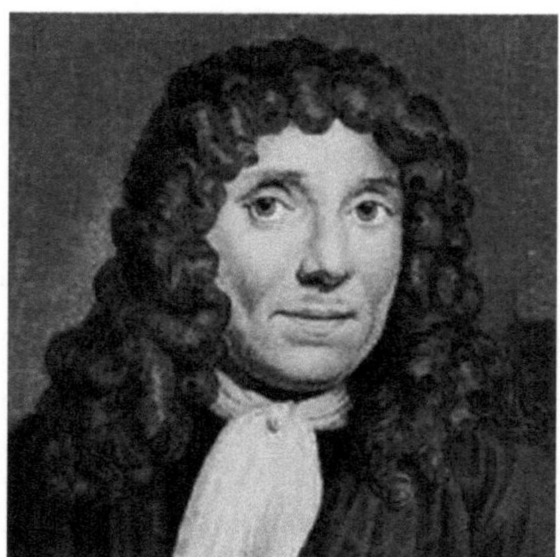

Figura 3: Anthony Van Leeuwenhoek

Em 1894, Miller publicou suas descobertas sobre a investigação bacteriológica de polpas.[37] Ele observou muitos microrganismos diferentes no espaço pulpar infetado e percebeu que alguns eram incultiváveis quando comparados com a gama completa observada por microscopia e que a flora era diferente nas partes coronal, média e apical do sistema de canais.[38]O objetivo de Miller· era chamar a atenção para as várias doenças, tanto locais como gerais, que se verificou resultarem da ação de microrganismos que se acumularam na boca, e para os vários canais através dos quais estes microrganismos ou os seus produtos residuais podem obter entrada em partes do corpo adjacentes ou distantes da boca.[39]

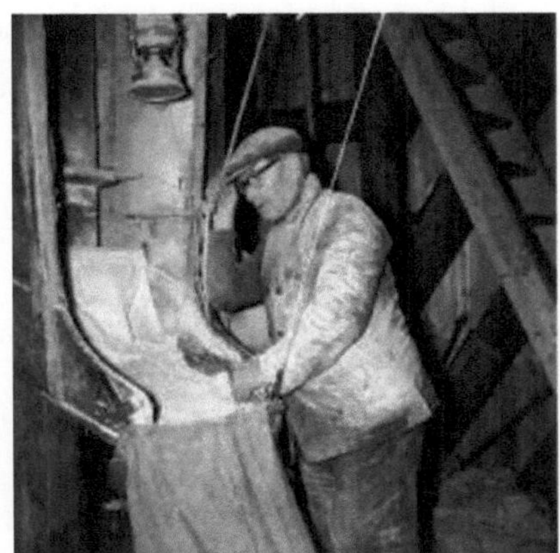

Figura 4:Miller

A mensagem do Dr. Hunter foi o trampolim para o conceito de "infeção focal", um termo que acabou por ser cunhado pelo Dr. Frank Billings e que a descreveu como "uma área circunscrita de tecido infetado com organismos patogénicos".[40][41] Nesta altura, a presença ou a ação tóxica de organismos piogénicos, tais como estafilococos e estreptococos nos dentes através de cáries ou a presença de doença periodontal extensa, sintomática ou não, serviu como o principal grito de guerra para forçar a erradicação através da extração dentária.[42]

Essencialmente, em meados do século XX, houve um apelo ao desenvolvimento de ensaios microbiológicos para determinar a natureza exacta das bactérias que afectavam a polpa dentária e os tecidos periapicais, juntamente com um aperfeiçoamento das técnicas clínicas para identificar e erradicar a sua presença. Em 1939, numa época em que se assistia à extração maciça de dentes provocada por bactérias e baseada na teoria da infeção focal, esta ocorrência oportuna e fortuita foi a génese de uma associação nacional de dentistas interessados na terapia de canais radiculares.[42]

No entanto, uma nova era sobre o papel dos microrganismos, a inflamação pulpar e sua disseminação para os tecidos periapicais estava prestes a ressurgir das cinzas do pensamento errôneo anterior. Além disso, o comentário do Dr. Louis Grossman, em 1940, indicando que era desconcertante, mas verdadeiro, que praticamente todas as investigações que lidavam com a polpa menos o dente (bactérias e seu impacto no canal radicular) feitas antes de 1936 eram inválidas.[43]

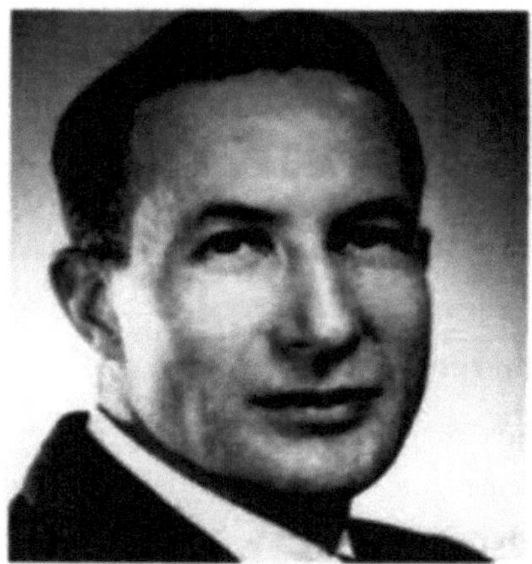

Figura 5: Louis Grossman

Em 1965, Kakehashi et al.[44] demonstraram o papel essencial dos microrganismos na patogénese das lesões periapicais em ratos sem germes e convencionais. Estudos efectuados por Tomeck et al.[45] , Makkes et al.[46] e Kakehashi et al.[44] confirmaram e reforçaram os dados do estudo de Moller et al.[47] utilizando tecido pulpar necrótico nos canais radiculares de macacos. Kakehashiet al[48] também expuseram à cavidade oral as polpas dentárias de ratos convencionais e de ratos sem germes e referiram que apenas os ratos convencionais com microbiota oral apresentavam necrose pulpar e lesões peri-radiculares.[48]

Winkler e Van Amerongen[49] publicaram em 1959 um relatório bastante extenso sobre os resultados da bacteriologia de 4000 canais radiculares. Naquela época, a "esterilidade" antes da obturação do canal radicular era o ideal, embora raramente fosse alcançável ou determinável, uma vez que foram identificadas deficiências clínicas na amostragem da bactériologie. Os seus resultados centraram-se fortemente na presença de espécies de estreptococos, sendo todos os outros organismos considerados como contaminantes casuais. Este facto apenas enfatizou as questões variáveis encontradas na utilização de diferentes meios de cultura.[50,51,52,53] Muito possivelmente, o primeiro exame microbiológico extensivo e significativo dos canais radiculares e dos tecidos periapicais dos dentes humanos foi publicado por Ake J. R. Moller em 1966.[47] Este estudo inovador estabeleceu a estrutura para futuros estudos microbiológicos, em particular com o seu foco em espécies anaeróbias obrigatórias. Concebeu técnicas de cultura para maximizar a recuperação de anaeróbios e bactérias em pequenos números sob o stress de medicamentos para os canais radiculares em casos de tratamento.[54]

Van Leeuwenhoek, utilizando os seus microscópios simples, observou pela primeira vez microrganismos nas superfícies dos dentes e pode ser-lhe atribuída a descoberta dos biofilmes microbianos. Heukelekian e Heller[55] observaram o "efeito de garrafa" para os microrganismos marinhos, ou seja, o crescimento e a atividade bacteriana eram substancialmente aumentados pela incorporação de uma superfície à qual estes organismos se podiam fixar. Zobell[56] observou que o número de bactérias nas superfícies era dramaticamente mais elevado do que no meio circundante.

Com base em observações da placa dentária e de comunidades sésseis em cursos de água de montanha, Costerton et al.[6] , em 1978, apresentaram uma teoria dos biofilmes que explicava os mecanismos de adesão dos microrganismos a materiais vivos e não vivos e os benefícios obtidos por este nicho ecológico. Desde essa altura, os estudos dos biofilmes em ambientes industriais e ecológicos e em ambientes mais relevantes para a saúde pública têm sido basicamente paralelos. Grande parte do trabalho realizado nas últimas duas décadas baseou-se em ferramentas como a microscopia eletrónica de varrimento (SEM) ou técnicas de cultura microbiológica padrão para a caraterização de biofilmes.

Dois grandes impulsos na última década tiveram um impacto dramático na nossa compreensão dos biofilmes: a utilização do microscópio confocal de varrimento a laser para caraterizar a ultra-estrutura dos biofilmes e uma investigação dos genes envolvidos na adesão celular e na formação de biofilmes.

3. CARACTERÍSTICAS DO BIOFILME

As bactérias no estado de biofilme são capazes de sobreviver a condições ambientais e de crescimento difíceis, o que, em parte, se deve à proteção oferecida pela matriz extracelular dos biofilmes. Esta estrutura permite a captura de nutrientes e a cooperação metabólica entre várias bactérias residentes da mesma espécie ou de espécies diferentes. A compartimentação interna organizada num biofilme permite que bactérias com diferentes requisitos de crescimento sobrevivam nos seus próprios microambientes.[57]

As bactérias num biofilme têm a capacidade de sobreviver a condições ambientais e de crescimento difíceis. Esta capacidade única das bactérias num estado de biofilme deve-se às seguintes caraterísticas: As bactérias residentes estão protegidas das ameaças ambientais; a estrutura do biofilme permite a captura de nutrientes e a cooperação metabólica entre as células residentes da mesma espécie e/ou de espécies diferentes. Também apresenta uma compartimentação interna organizada, o que ajuda as espécies bacterianas a definirem cada compartimento com diferentes requisitos de crescimento.[58]

Resistência antimicrobiana

O biofilme formado por bactérias orais é mais resistente à clorexidina e ao metronidazol do que as células planctónicas. A resistência depende do substrato, do microambiente e da idade do biofilme. Existem dois tipos de resistência.[59]

!. Resistência física

O glicocálix é uma parte integrante dos biofilmes e a sua espessura varia entre 0,2 e 1,0 μm[60] e foi relatada tanto em bactérias gram-positivas como gram-negativas.[61] O glicocálix utiliza forças electrostáticas, de Van Der Waal e de ligações de hidrogénio para a coesão e adesão do biofilme à superfície sólida[62] e ajuda na maturação do biofilme[63] . A composição do glicocálix é flexível e regulada pelo crescimento do biofilme, o que permite que as bactérias patogénicas sobrevivam em ambientes adversos extremos.[64] Os componentes das cápsulas do biofilme, como as glicoproteínas e os polissacáridos, são influenciados por diferentes condições ambientais. A resistência das bactérias aos antibióticos e a outros componentes dos agentes antimicrobianos é apoiada pela matriz do glicocálix. É interessante notar que a camada de glicocálix acumula moléculas antibacterianas até 25% do seu peso. Os locais de adsorção da matriz limitam o transporte de biocidas e servem de aderente para exoenzimas[65] . As exoenzimas protegem a motilidade de agentes específicos de atividade antibacteriana e fornecem uma fonte de substrato para a degradação do metabolito do biocida, o que resulta no abrandamento da atividade de fármacos susceptíveis.[66 ,67]

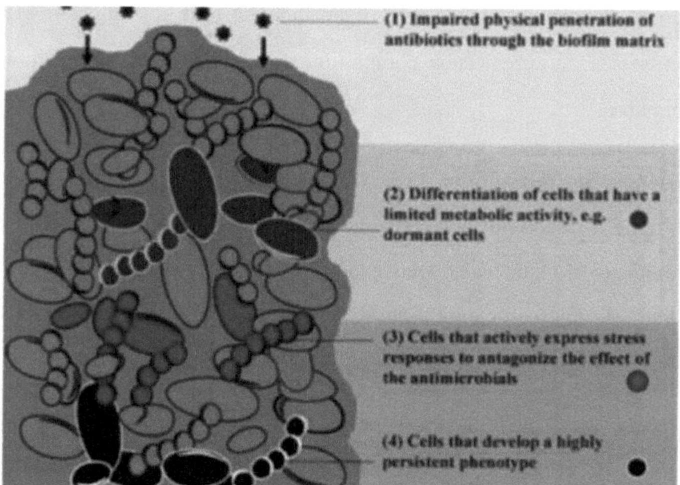

Figura 6: Mecanismo de resistência das bactérias do biofilme

2)Resistência adquirida

Diferenciação de células com baixa atividade metabólica

A resistência do biofilme tem sido explicada pela imposição de um crescimento específico do biofilme dentro do biofilme[68] . O estado fisiológico das células e a natureza do habitat podem levar a uma variação considerável na recetividade das bactérias aos bactericidas. A disponibilidade limitada de nutrientes afecta a composição da barreira e altera o invólucro celular bacteriano. Após a exposição do biofilme à concentração inibitória de bactericidas, a população de células resistentes leva a uma adaptação fenotípica. O stress térmico ou de fome em Escherichia Coli induz a expressão de resistência à luz UV ou à água. Outro exemplo são as estirpes *de Enterococcus* que, após a indução de stress oxidativo, aumentam a expressão de enzimas antioxidantes e diminuem a expressão de enzimas pró-oxidativas[69] . No entanto, o fenótipo resistente perde-se após a remoção do bactericida. Foi sugerido que uma limitação de nutrientes no biofilme provoca um abrandamento do crescimento e entra num estado de inanição[70] . O tratamento com agentes antimicrobianos do biofilme leva à perda da sua ação respiratória devido à sua atividade perto da interface biofilme-fluido. Quando as células se expandem em meios ricos em taxa de crescimento elevada, as células que não crescem são menos vulneráveis a uma variedade de agentes antimicrobianos .[71]

Diferenciação de células com fenótipo altamente persistente

A transformação do bactericida em forma não tóxica é mediada por enzimas que conferem resistência ao biofilme. Poucas espécies de bactérias foram registadas para a degradação de compostos tóxicos, tais como aromáticos, fenólicos e outros metais pesados (níquel, cádmio, mercúrio, antimónio, prata, cobre, zinco, chumbo, cobalto, *etc.)[12]* . A desintoxicação ocorre geralmente por redução enzimática de iões e genes de resistência a metais. A presença de metais pesados induziu um espetro mais alargado de fenótipos resistentes .[73]

A sobrevivência a longo prazo das comunidades de biofilmes resulta na adoção ou expansão clonal de um fenótipo mais resistente. As bactérias podem detetar a proximidade de uma superfície, regular a produção de EPS e alterar rapidamente a sua suscetibilidade a antibióticos e biocidas após a ligação (fenótipo de resistência específico da ligação). A limitação de nutrientes resulta na diminuição da taxa de crescimento bacteriano, no aumento da expressão de genes de resposta ao stress, em proteínas de choque e na ativação da bomba de efluxo de múltiplos fármacos. Além disso, a concentração sub-letais de antibióticos e biocidas pode atuar como indutores/activadores transcricionais de fenótipos mais tolerantes, como os que exprimem o operão de resistência a múltiplos fármacos e as bombas de efluxo. Foi sugerido que certas células bacterianas que vivem numa comunidade de biofilme, quando expostas a stress desfavorável ou a antimicrobianos de baixo nível, formaram células sobreviventes especializadas denominadas células persistentes ou persistentes.

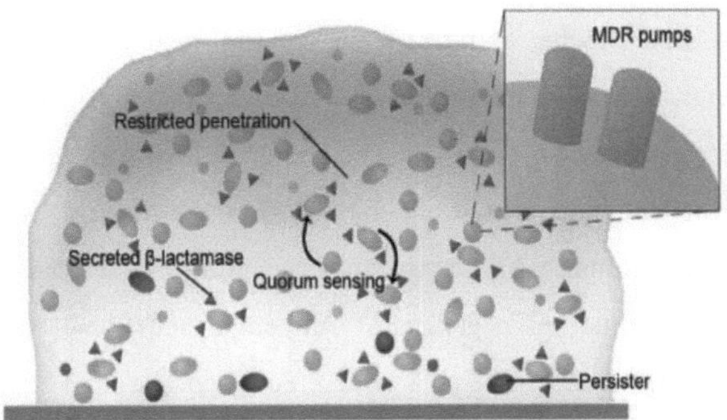

Figura 7: Representação esquemática dos diferentes mecanismos envolvidos na tolerância a múltiplos fármacos

Quorum Sensing (sinalização célula a célula):-

O Quorum Sensing (QS) é um processo de interação célula-a-célula que regula o comportamento das bactérias. Depende de moléculas de sinalização extracelular, deteção, produção e auto-indutores. Reboulet al. exploram a família de moléculas que pertencem a compostos naturais que inibem o QSvzaantagonismo do recetor.[74] As bactérias, através da indução de um conjunto particular de genes, são capazes de detetar e responder ao aumento da densidade da população celular.[75] O quorum sensing inclui a produção e secreção de uma Acil Homoserina Lactona (AHL), que se difunde através da parede celular da célula para o meio.

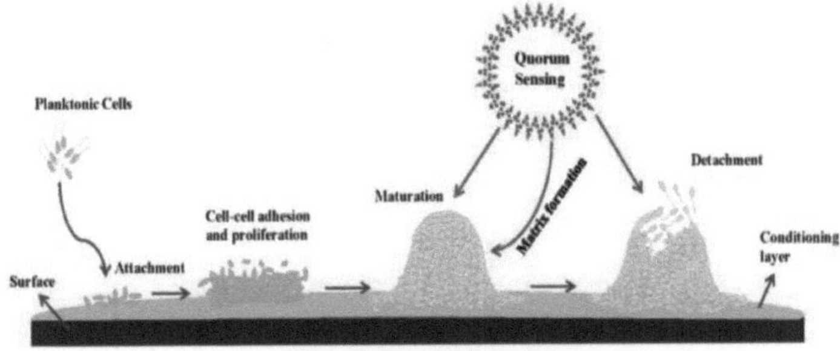

Figura 8: Deteção de quorum

Nas bactérias gram-positivas, o quorum sensing segrega péptidos como compostos sinalizadores e um sistema de dois reguladores (recetor de histidina quinase ligado à membrana e um regulador de resposta intracelular) para detetar as alterações necessárias no padrão de expressão genética e os péptidos[75] . Além disso, os auto-indutores-2 são outra forma de mecanismo de deteção de quorum. Estes mecanismos encontram-se tanto nas bactérias gram-positivas como nas negativas[50] . As células activas no crescimento bacteriano são influenciadas pela matriz do glicocálix e pelas enzimas degradativas que regulam a produção de moléculas sinalizadoras, como a S-adenosilmetionina e as proteínas acil-transportadoras[51] . O mecanismo de quorum sensing também é referido no controlo da maturação do biofilme.[52] O papel do quorum sensing mediado por moléculas de sinalização na formação de biofilmes foi demonstrado em muitas espécies bacterianas.

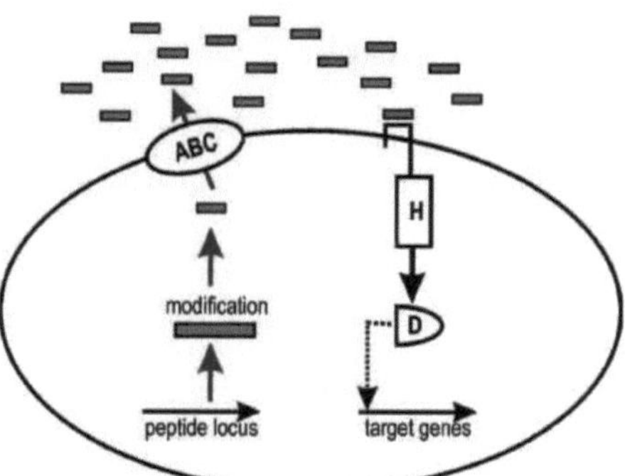

Figura 9: Mecanismo de deteção de quorum em bactérias Gram-negativas

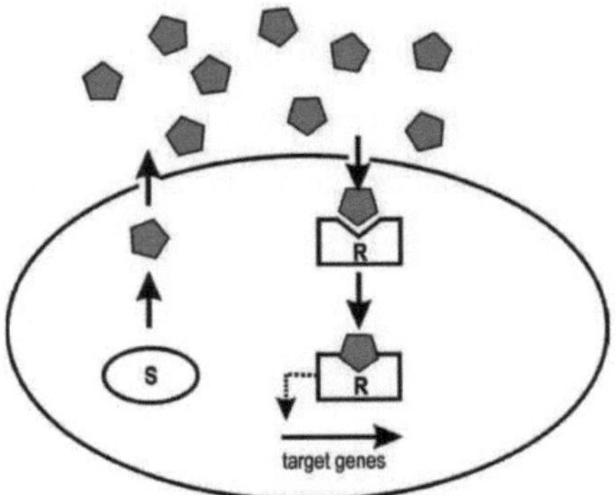

Figura 10: Mecanismo de deteção de quorum em bactérias Gram positivas

Os sistemas de deteção de quorum influenciam a arquitetura heterogénea do biofilme para a regulação da síntese de enzimas degradativas. Além disso, em condições adequadas de fornecimento de nutrientes e de ambiente, a expressão de fenótipos mediados por quorum sensing é crucial para a migração celular e também protege do ambiente deletério de novos modos de crescimento.[80] Em Aeromonads, três QS regulam a expressão de uma função, incluindo a formação de biofilme, a motilidade e a virulência, e apresentam diferenças noutras influências.[74] O mecanismo de sinalização de célula para célula em *Pseudomonas aeruginosa* controla a expressão dos genes da superóxido dismutase e da catalase, que medeiam a resistência aos peróxidos de hidrogénio.[80]

A deficiência de quorum sense está correlacionada com a formação de biofilmes mais finos e com uma menor produção de EPS, e esse biofilme mutante ou deficiente é suscetível à canamicina[81] . Estes estudos sugerem que o sistema quorum-sensing responde ao biofilme quer direta quer indiretamente ao stress ambiental.[82] Outro estudo sobre a *Pseudomonas aeruginosa* demonstrou que esta mata as outras bactérias concorrentes através do sinal 2-heptil-3-hidroxi-4-quinolona, utilizando o ferro bacteriano armazenado. O estudo anterior sobre a Rvewjomowavquinolona também mostrou um sinal de maior afinidade com o quelante de ferro. Schertzeret *al.* verificaram a semelhança de ação entre a matriz do glicocálix e as moléculas sinalizadoras para reter compostos externos com carga positiva.[83]

Respostas ao stress

Parte-se do princípio de que o crescimento lento de certas subpopulações de células num biofilme é uma consequência da resposta geral ao stress, um mecanismo regulador que permite às bactérias sobreviver em condições ambientais desfavoráveis. A resposta geral ao stress inclui numerosas alterações fisiológicas nas células bacterianas e a sua passagem à fase estacionária. Isto resulta na resistência das células bacterianas a várias condições ambientais desfavoráveis, tais como falta de nutrientes, temperatura desfavorável, alterações de pH e ação de vários agentes químicos.[84]

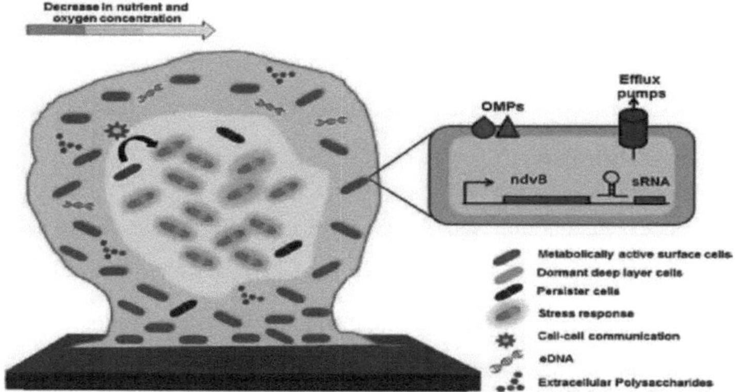

Figura 11: Células de resposta ao stress nas bactérias

A nível molecular, a resposta geral ao stress é regulada por uma proteína que actua como subunidade sigma da Ribonucleic acidpolymerase. A RpoS controla uma rede complexa de genes responsáveis pela passagem das células bacterianas para a fase estacionária. [85]Considera-se que a resposta geral ao stress é iniciada pela densidade celular. Com uma densidade elevada da população bacteriana, a quantidade de RpoS aumenta abruptamente, o que leva à expressão de genes regulados por RpoS.[86]

O facto de o gene RpoS ser importante para a vida das bactérias numa comunidade foi confirmado por estudos sobre Escherichia coli. Na verdade, os mutantes de supressão do gene RpoS tornaram *a E. colt* incapaz de formar um biofilme normal, enquanto a supressão do RpoS não afectou significativamente as células planctónicas. [87]A interação dos factores reguladores é complexa, o que é confirmado pelo facto de RpoS também atuar como regulador de genes incluídos no sistema de deteção de quorum.[88]

Células persistentes

Os persistentes são uma fração de células bacterianas resistentes à concentração de antibióticos que destrói a maior parte da população de um determinado tipo de bactéria. A existência de tais células bacterianas foi descoberta durante o estudo dos efeitos da penicilina numa população de estreptococos. Descobriu-se que uma cultura não se tornava estéril após o tratamento com penicilina, mas restava uma pequena fração de células (10^6) que sobreviviam. Essas células foram denominadas persistentes.[89]

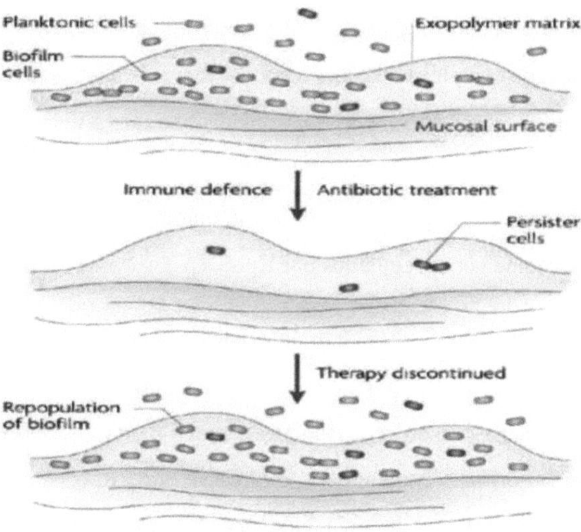

Figura 12: Células persistentes

Foram estudados os efeitos de diferentes concentrações de antibióticos no biofilme de Pseudomonas aeruginosa e os resultados mostraram que a maioria das células do biofilme foram destruídas com sucesso por concentrações de antibióticos relativamente baixas e clinicamente aceitáveis (5µg/ml), não muito diferentes das concentrações necessárias para destruir as células planctónicas.[90]

Assume-se, portanto, que a sobrevivência do biofilme pode ser explicada por efeitos de persistência. Quando as células bacterianas são tratadas com antibióticos, a maioria das células planctónicas é destruída, bem como a maioria das células do biofilme. Uma pequena população de persistentes planctónicos que resta após o tratamento é destruída pelo sistema imunitário do hospedeiro, pelo que não representa um problema clínico. No entanto, ao contrário das bolhas planctónicas, as bolhas do biofilme estão protegidas do sistema imunitário pela matriz polissacárida[66] , pelo que uma pequena fração de bolhas é responsável pela elevada resistência do biofilme à destruição. Na verdade, quando a concentração de antibióticos diminui, os persisters restauram o biofilme, que começa então a libertar novas células planctónicas. Esta dinâmica explica a natureza recidivante das infecções por biofilme.[92] Ainda sabemos muito pouco sobre a natureza dos persisters. No entanto, foi determinado que os persisters não são nem uma fase separada do ciclo celular, nem mutantes, mas uma variante de uma estirpe selvagem de um determinado tipo de bactéria.[92, 93]

Embora o mecanismo de sobrevivência dos persistentes seja ainda desconhecido, foram descritos vários genes relacionados com a resistência, com base nos estudos sobre *E. coli*[94] awi *Streptococcus pneumoniae*[95] . Presume-se que os persistentes possam ser células com um mecanismo de apoptose danificado. Nas células bacterianas normais, os antibióticos causam danos que activam a apoptose, que inicia a autodestruição celular. A elevada tolerância dos persistentes aos efeitos dos antibióticos pode ser uma consequência de uma apoptose ineficaz nestas células, o que permite a sua sobrevivência.[84]

Bombas de efluxo reguladas

Um conjunto de sistemas de efluxo facilita a sobrevivência bacteriana em condições extremas, incluindo agentes antimicrobianos. As bombas de efluxo exercem uma resistência intrínseca e adquirida a diferentes agentes antibacterianos que pertencem à mesma família ou a famílias diferentes[96, 97] . A produção excessiva de bombas de efluxo pode levar à multirresistência. As bombas de efluxo bacteriano exercem um fenótipo de multirresistência (MDR) em combinação com outros mecanismos de resistência, como a modificação do alvo e a *inativação* de antibióticos[93,99] *Acinetobacter baumanntt* é um desafio importante no hospital, que é relatado como multirresistente, que persiste no ambiente e forma um biofilme na superfície da ferida.[100]

Além disso, as bactérias gram-positivas *(Bacillus subtitles, L. lactic, S. aureus, etc.)* também causam infecções humanas graves devido ao seu comportamento de resistência aos agentes antimicrobianos.[100] Estas possuem múltiplos mecanismos de resistência aos medicamentos e transportam múltiplos compostos não relacionados entre si, o que resulta num fenótipo de resistência a múltiplos medicamentos (MDR). Em várias bactérias patogénicas, como a *Escherichia colt (E. colt), Enterobacter aerogenes* e

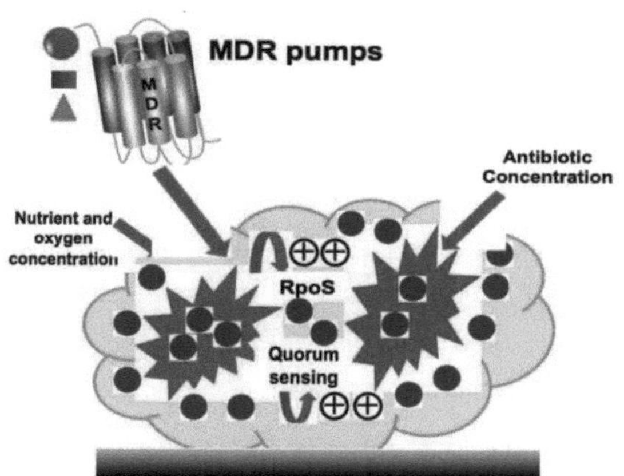

Figura 13: Bombas de efluxo reguladas positivamente

Klebsiella pneumonia, a bomba de efluxo abranda a penetração de solutos hidrofílicos que diminuem a difusão transmembranar de solutos lipofílicos através da regulação negativa da produção de "porinas".[101][102] Vários estudos relataram a localização dos genes codificadores da bomba de efluxo em ambos os cromossomas de plasmídeos que exercem resistência a vários antibióticos, bem como a biocidas, corantes e detergentes.[104]

Foram identificadas diferentes classes de bombas de efluxo bacterianas, tais como a superfamília de facilitadores principais (MF), a família de divisão da resistência-nodulação (RND), a pequena família de resistência a múltiplos fármacos (SMR), a família de cassetes de ligação ao trifosfato de adenosina (ATP) (ABC) e a família de extrusão de compostos tóxicos e multidrogas (MATE), a família de divisão da resistência-nodulação (RND), a pequena família de resistência a multidrogas (SMR), a família de cassetes de ligação ao ATP (ABC) e a família de extrusão de compostos tóxicos e multidrogas (MATE).[105]

Heterogeneidade e gradientes de oxigénio

De acordo com Stewart & Franklin, as células localizadas na camada superior do biofilme consomem todo o oxigénio disponível e crescem aerobicamente, enquanto um micro-nicho anaeróbio se desenvolve por baixo da camada aeróbia.

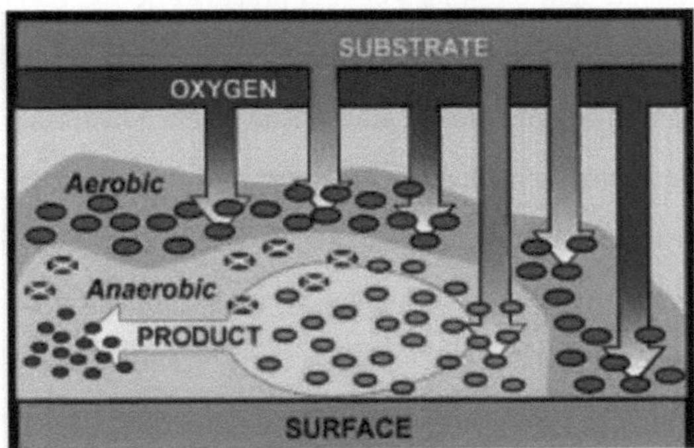

Figura 14.0Gradiente de oxigénio

As regiões pobres em oxigénio e nutrientes encontram-se nas camadas inferiores da estrutura do biofilme e, nestas circunstâncias, a maioria das células sésseis está metabolicamente inativa ou morta. Consequentemente, a resposta individual das células bacterianas ao microambiente local conduz a uma heterogeneidade fenotípica. [102,106]

Transferência horizontal de genes (HGT)

Permite a circulação de informação genética tanto no interior das espécies como entre elas. O pool genético horizontal inclui plasmídeos, bacteriófagos, transposões, sequências de inserção e ilhas de patogenicidade. Estes são particularmente importantes do ponto de vista clínico devido ao seu envolvimento na disseminação da resistência aos antibióticos. [106]

A HGT ocorre por três métodos básicos: transformação, transdução e conjugação. O ADN extracelular adquirido por transformação natural inclui fragmentos de ADN que podem recombinar-se com regiões homólogas do genoma recetor ou com plasmídeos. [106] O processo de HGT mais eficiente nas bactérias é a conjugação, sendo que a exigência de contacto célula a célula distingue a conjugação da transdução e da transformação. Foram detectados elementos semelhantes ao transposão conjugativo Tn916 em bactérias resistentes à tetraciclina (Streptococcus mitis e Neisseria sp.) isoladas de canais radiculares. [106] Alguns plasmídeos transferem cópias de si próprios de uma célula bacteriana para outra, utilizando pequenos péptidos chamados feromonas como sinais essenciais no processo.

Os plasmídeos conjugativos que utilizam feromonas foram observados pela primeira vez numa estirpe oral de E. faecalis recuperada de um doente com periodontite aguda. Especificamente, quando as funções de conjugação são activadas, há uma "resposta de aglutinação" dramática mediada pelo aparecimento de uma adesina de superfície ("substância de agregação" ou "AS") que facilita a fixação das células dadoras à substância de ligação enterocócica (EBS) que está presente na superfície dos receptores e dos dadores.[106]

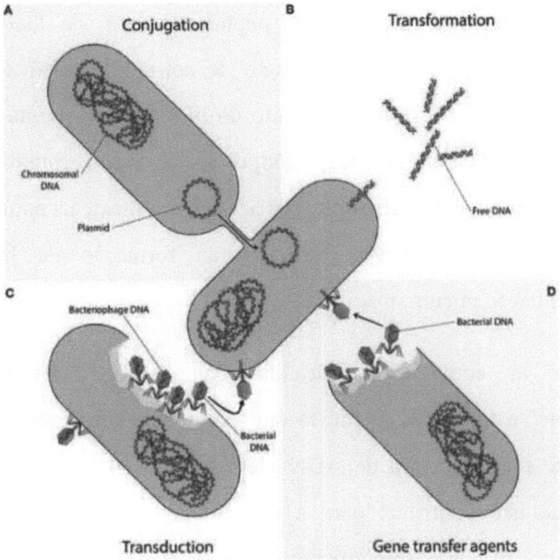

Figura :15 Transferência horizontal de genes

Embora a probabilidade de encontros aleatórios de células em suspensão seja maior do que em biofilmes, a relativa estabilidade espacial das bactérias em biofilmes deve favorecer a conjugação. Dados recentes mostraram que o crescimento em biofilmes altera a indução da conjugação por uma feromona sexual em E. faecalis, resultando num aumento do número de cópias de plasmídeos e da heterogeneidade em biofilmes, em comparação com as condições de crescimento planctónico; no entanto, é provável que este processo ocorra apenas quando as células dadoras estão extremamente próximas, ou em contacto direto, com as células receptoras.

Também se demonstrou que o crescimento do biofilme aumenta o intercâmbio genético através da transformação, como exemplificado por várias espécies de estreptococos naturalmente competentes para a transformação. Numa série de estudos seminais, foi demonstrado que a sinalização intercelular mediada por péptidos regula, de facto, tanto a formação de biofilme como a expressão de competência em S. mutans. Também descobriram que o crescimento do biofilme representa um nicho ecológico eficiente para a transformação; de facto, os seus estudos sugerem que este pode ser o local onde o processo ocorre geralmente na natureza. Uma situação semelhante aplica-se no caso da formação de biofilme e competência em S. pneumoniae.

Neste caso, as actividades fratricidas das células que "respondem precocemente" à feromona peptídica que estimula a competência parecem causar a lise e a libertação de ADN eletrónico pelas células vizinhas. É provável que isto contribua para a integridade estrutural da matriz do biofilme, bem como para fornecer um substrato de ADN para ser absorvido e incorporado no genoma pelas células altamente competentes da população. [106]

Os biofilmes são especialmente adequados para a troca de ADN, uma vez que mantêm uma elevada densidade bacteriana e o ADN pode ficar preso na matriz extracelular. Os canais e poros abertos podem permitir colisões celulares mais frequentes, levando a uma rápida disseminação de genes transportados por plasmídeos através da transferência genética conjugativa. Foi levantada a hipótese de que a transferência de genes ocorre dentro de biofilmes com "estrangulamentos" no processo devido à densidade da estrutura do biofilme, aumentando a probabilidade de transferência de plasmídeos. No entanto, quando as bactérias são dispersas de um biofilme "resistente", normalmente tornam-se rapidamente susceptíveis aos antibióticos, o que sugere que a resistência bacteriana nos biofilmes não é adquirida através de mutações ou elementos genéticos móveis.

O significado destes resultados relativamente à transferência de genes entre microrganismos em infecções dos canais radiculares continua por estabelecer. No entanto, em isolados enterocócicos recuperados de pacientes dentários na Suécia, estudos fenotípicos mostraram que 16 das estirpes positivas para plasmídeos exibiram uma "resposta de aglutinação" (caraterística de uma resposta à feromona) quando expostas a um filtrado de cultura de uma estirpe sem plasmídeos, sugerindo o potencial de transferência conjugativa de elementos genéticos nestes isolados endodônticos. Além disso, num modelo ex vivo, ocorreu transferência de genes de resistência a antibióticos entre S. gordonii e E. faecalis em canais radiculares de dentes, demonstrando o potencial para a adoção de um perfil genético ótimo para a sobrevivência no canal radicular.[106]

4. COMPOSIÇÃO DO BIOFILME ENDODÔNTICO

Um biofilme completamente desenvolvido é descrito como um arranjo heterogéneo de células microbianas numa superfície sólida. A unidade estrutural básica, as microcolónias ou aglomerados celulares, é formada pelas células bacterianas aderentes à superfície. [107]É composto por material de matriz constituído por proteínas e polissacáridos, ácidos nucleicos e sal, que perfaz 85% do volume, enquanto 15% é constituído por células.[108,109]

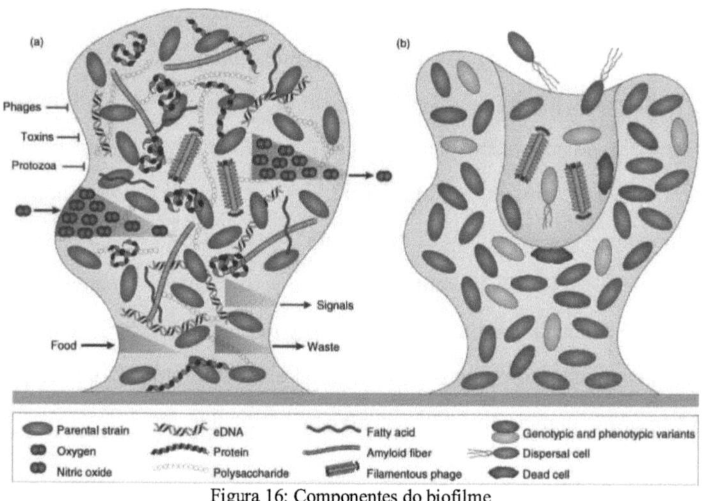

Figura 16: Componentes do biofilme

Um canal radicular com polpa necrótica fornece um espaço para a colonização bacteriana e proporciona às bactérias um ambiente húmido, quente, nutritivo e anaeróbico, que é, em geral, protegido das defesas do hospedeiro devido à falta de circulação sanguínea ativa no tecido pulpar necrótico. Além disso, as paredes do canal radicular são superfícies que não se desprendem e que favorecem a colonização persistente e a formação de comunidades complexas. O canal radicular necrótico pode ser considerado um ambiente fértil para o crescimento bacteriano, e a colonização não é uma tarefa difícil para praticamente todas as espécies de bactérias orais.

Embora um grande número de espécies bacterianas (cerca de 100 a 200) possa ser encontrado na cavidade oral de um determinado indivíduo,[11] °apenas um conjunto limitado destas espécies (cerca de IO a 40) é consistentemente selecionado para crescimento e sobrevivência num canal radicular contendo tecido pulpar necrótico do mesmo indivíduo.[111]

À medida que o biofilme amadurece, a sua estrutura e composição são modificadas de acordo com as condições ambientais (condições de crescimento, natureza dos movimentos dos fluidos, propriedades físico-químicas do substrato, disponibilidade nutricional, etc.)[13] Os canais de água são considerados como um sistema circulatório primitivo num biofilme. Os principais factores ecológicos que determinam a composição do microbiota do canal radicular incluem a tensão de oxigénio, o tipo e a quantidade de nutrientes disponíveis e as interações bacterianas. Outros factores, como a temperatura, o pH e os receptores para adesinas, também podem estar envolvidos. A infeção do canal radicular é um processo dinâmico e, aparentemente, diferentes espécies bacterianas dominam em diferentes fases. As alterações na composição do microbiota devem-se, em grande parte, a mudanças nas condições ambientais, particularmente no que diz respeito à tensão de oxigénio e à disponibilidade de nutrientes.

Nas fases iniciais do processo infecioso pulpar, predominam as bactérias facultativas -[38] Após alguns dias ou semanas, o oxigénio esgota-se no interior do canal radicular em resultado da necrose pulpar e do consumo pelas bactérias facultativas, e o fornecimento de oxigénio é interrompido com a perda de circulação sanguínea na polpa necrótica. Desenvolve-se um meio anaeróbio que é altamente propício à sobrevivência e ao crescimento de bactérias anaeróbias obrigatórias. Com o passar do tempo, as condições anaeróbias tornam-se ainda mais pronunciadas, particularmente no terço apical do canal radicular; como consequência, os anaeróbios dominam a microbiota, ultrapassando em número as bactérias facultativas.[111]

As principais fontes de nutrientes para as bactérias que colonizam o sistema de canais radiculares incluem:

(1) O tecido pulpar necrótico;

(2) Proteínas e glicoproteínas de fluidos tecidulares e exsudado que se infiltram no sistema de canais radiculares através dos forames apical e lateral;

(3) Componentes da saliva que podem penetrar coronalmente no canal radicular; e

(4) Produtos do metabolismo de outras bactérias.

Como a maior quantidade de nutrientes está disponível no canal principal, a parte mais volumosa do sistema de canais radiculares, espera-se que a maior parte da microbiota infetante (particularmente espécies anaeróbicas fastidiosas) esteja localizada nesta região. As espécies bacterianas que melhor podem utilizar e competir por nutrientes no sistema de canais radiculares terão sucesso na colonização.[1]

Estas microcolónias têm tendência a destacar-se da comunidade do biofilme e têm o maior impacto na infeção bacteriana crónica. Durante o processo de desprendimento, o biofilme transfere células, polímeros e precipitados do biofilme para o fluido que o banha, o que é importante para moldar as caraterísticas morfológicas e a estrutura do biofilme maduro. [112]É também considerado como um mecanismo de dispersão ativo (dispersão de sementeiras).[113]

A mineralização mediada por biofilme ocorre quando os iões metálicos, incluindo Ca2+, Mg2+ e Fe3+, se ligam facilmente e precipitam num biofilme iónico num ambiente favorável. [114]As substâncias orgânicas rodeiam os microrganismos de um biofilme e contêm principalmente hidratos de carbono, proteínas e ipídios. Os elementos orgânicos dos biofilmes são o cálcio, o fósforo, o magnésio e o flúor. À medida que o biofilme amadurece, a sua estrutura e composição modificam-se de acordo com as condições ambientais (condições de crescimento, natureza dos movimentos dos fluidos, propriedades físico-químicas do substrato, disponibilidade nutricional, etc.). Durante o processo de desprendimento, o biofilme transfere células, polímeros precipitados do biofilme para o fluido que banha o biofilme, o que é importante para moldar as caraterísticas morfológicas e a estrutura do biofilme maduro.

5. FASES DE FORMAÇÃO DO BIOFILME

Nos últimos 40 anos, os microbiologistas classificaram as bactérias como apresentando duas formas de vida na natureza. Numa delas, as bactérias aparecem como células individuais e independentes que flutuam livremente (planctónicas). Na outra, as bactérias estão organizadas em agregados microbianos (biofilmes). Além disso, a palavra "biofilme" referia-se originalmente a biomateriais numa superfície, no entanto, mais recentemente, as bactérias agregadas não ligadas à superfície também foram reconhecidas como biofilmes[115][116] . Os estudos conduziram a uma publicação fundamental no domínio que descreve as fases de desenvolvimento da P. aeruginosa (um agente patogénico nosocomial), apresentando o atual e influente "modelo de biofilme em 5 fases".[117]

Numerosos estudos apoiam a noção de que a formação de biofilmes começa com a fixação inicial à superfície de células planctónicas flutuantes individuais e que as células do biofilme diferem das suas homólogas planctónicas nos genes e proteínas que expressam. Dadas as profundas alterações que os microrganismos sofrem durante a sua transição de organismos planctónicos para células que fazem parte de uma comunidade complexa, ligada à superfície, não é surpreendente que a transição do modo de crescimento planctónico para o biofilme seja um processo complexo e altamente regulado, que é frequentemente considerado como sendo de desenvolvimento. No entanto, embora fosse amplamente aceite que a transição para um estilo de vida de superfície era um processo altamente regulado, permanecia desconhecido se o crescimento subsequente associado à superfície progredia simplesmente como uma acumulação de células devido à divisão celular ou se, em vez disso, coincidia com eventos distintos indicativos de alterações progressivas ou transitórias ao longo da formação do biofilme.[118]

Num esforço para compreender melhor a progressão da formação de biofilme em 2002, os investigadores utilizaram uma combinação de observação direta por microscopia, avaliação da morfologia do biofilme, produção de polímeros de matriz, ativação de genes regulados por deteção de quorum e análise quantitativa da abundância de proteínas. A análise levou à constatação de que, no decurso da formação do biofilme, a P. aeruginosa apresenta múltiplos fenótipos com caraterísticas fisiológicas distintas (alterações estruturais e metabólicas) que podem ser correlacionadas com episódios ou fases distintas do desenvolvimento do biofilme. Estas fases foram designadas por fixação reversível e irreversível, maturação (fases de maturação-1 e maturação-11) e dispersão, correspondendo cada fase de desenvolvimento do biofilme a padrões únicos de produção de proteínas e expressão genética. A distinção entre ligação reversível e irreversível baseou-se na escala de tempo do destino (se permanece ligada ou se desprende) de uma célula ao longo de alguns minutos após o contacto com uma superfície.[118]

A visualização de biofilmes e agregados bacterianos noutros sistemas experimentais in vitro, no ambiente e em infecções revela grandes disparidades em relação ao modelo original. À medida que a avaliação de biofilmes de diversos ambientes se tornou mais sofisticada, foram observadas grandes diferenças no microambiente dos biofilmes individuais ou agregados em relação a substratos, oxigénio e exposição a produtos segregados. Isto varia consoante as bactérias estejam diretamente adjacentes ao meio de crescimento ou aprisionadas em algum tipo de material biológico (muco, tecido, leito de ferida infecciosa) ou monobiológico (dentro de depósitos de corrosão ou de água dura), em oposição a uma matriz de biofilme auto-produzida. Os microambientes que se desenvolvem devido a uma interação entre a fisiologia microbiana, os substratos e as condições físico-químicas (redox e pH) e a transferência de massa, no interior dos biofilmes e agregados, desempenham um papel dominante na determinação do metabolismo e do comportamento das bactérias, afectando caraterísticas como a tolerância aos antibióticos, a taxa de crescimento e a expressão de factores de virulência. [118]

O desenvolvimento do biofilme é um processo dinâmico que envolve etapas sucessivas. O padrão de formação do biofilme oral é um padrão espácio-temporal. É um processo de cinco fases que inclui:

1) Fixação inicial das células à superfície

2) Produção de EPS - fixação irreversível mais firme

3) Desenvolvimento inicial da arquitetura do biofilme

4) Maturação da arquitetura do biofilme

5) Dispersão de células individuais do biofilme

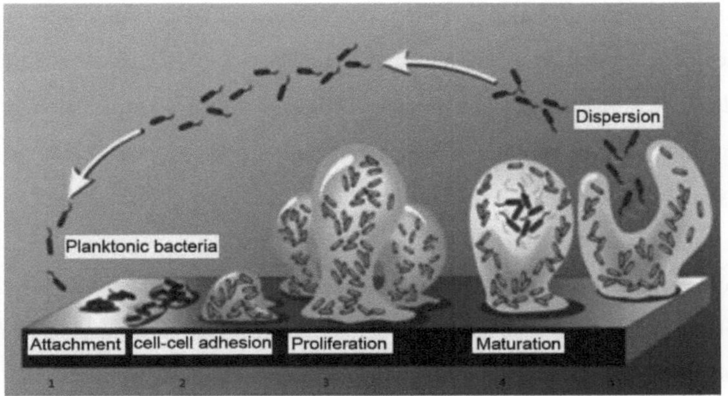

Figura 17: Fases do biofilme

I. Fixação inicial das células à superfície

A formação de biofilme pode ocorrer por pelo menos três mecanismos. Um deles é a redistribuição das células aderentes através da motilidade da superfície[119] [120] . Os resultados de O'Toole & Kolter[121] sobre estudos de mutantes *de Pseudomonas aeruginosa* sugerem que a motilidade de contração mediada por pili tipo IV desempenha um papel na agregação da superfície deste organismo. Um segundo mecanismo resulta da divisão binária das células agregadas.[122] À medida que as células se dividem, as células filhas espalham-se para fora e para cima a partir da superfície de fixação para formar aglomerados de células, de uma forma semelhante à formação de colónias em placas de ágar.

Um terceiro mecanismo de agregação é o recrutamento de células do fluido a granel para o biofilme em desenvolvimento[123] . A contribuição relativa de cada um destes mecanismos dependerá dos organismos envolvidos, da natureza da superfície que está a ser colonizada e das condições físicas e químicas do ambiente. Em *P. putida* e *Escherichia coli*, demonstrou-se que a atividade das células nos centros dos aglomerados celulares diminuía à medida que estes cresciam, mas a sua atividade podia ser restaurada pela adição de uma fonte de carbono mais facilmente utilizável, indicando que a atividade celular no interior dos aglomerados pode ser controlada pela disponibilidade de nutrientes.[124]

DeBeer et al.[125] demonstraram que os canais que rodeiam os aglomerados de células podem aumentar o fornecimento de oxigénio (e outros nutrientes) às bactérias no interior do biofilme, relacionando assim a estrutura com a função. Tal como acontece com muitos processos de diferenciação em muitos outros sistemas biológicos, o processo de diferenciação que transforma pequenos grupos de bactérias aderentes numa comunidade de biofilme espesso, envolto em matriz, numa superfície colonizada, foi inicialmente entendido como uma série de alterações morfológicas.

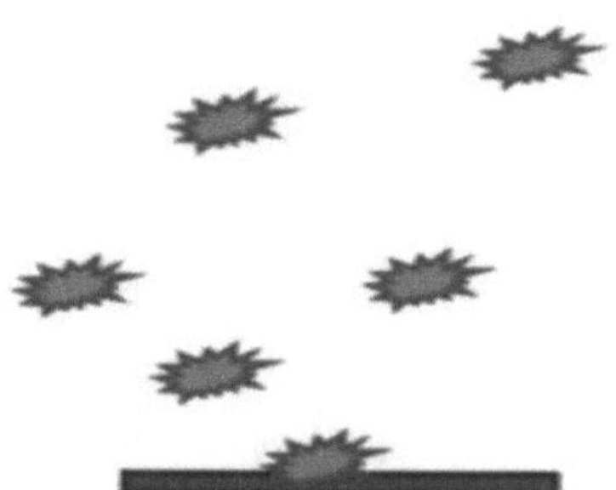

Figura 18:Anexação inicial

As células individuais aderentes que iniciam a formação de biofilme numa superfície estão rodeadas apenas por pequenas quantidades de material exopolimérico e muitas são capazes de se movimentar de forma independente[121] através de contração ou deslizamento mediados por pilus. Estas células aderentes ainda não estão "comprometidas" com o processo de diferenciação que leva à formação de biofilme, e muitas podem realmente deixar a superfície para retomar o estilo de vida planctónico. Durante esta fase de adesão reversível[125] , as bactérias exibem vários comportamentos específicos da espécie, que incluem enrolamento, rastejamento, formação de agregados e formação de "leiras" antes de começarem a exsudar exopolissacárido e a aderir irreversivelmente. Davies & Geesey[126] mostraram que, em *P. aeruginosa*, o conjunto de genes responsáveis pela produção de alginato é regulado positivamente no espaço de 15 minutos após o contacto inicial da célula com a superfície colonizada e que este evento genético inicia o processo de formação de biofilme.

II. Produção deEPS - fixação irreversível mais firme.

Uma vez afetada a fixação a uma superfície, através de uma fixação reversível, a bactéria tem de manter o contacto com o substrato e crescer de modo a desenvolver um biofilme maduro. Esta mudança de fixação reversível para irreversível foi notada já em 1943 por Zobel, e foi caracterizada por Characklis[127] como a transição de uma interação fraca da célula com o substrato para uma ligação permanente, frequentemente mediada pela presença de polímeros extracelulares. Os primeiros investigadores não consideravam a possibilidade de a transdução de superfície ser um mecanismo para induzir uma ligação irreversível, mas investigações recentes têm contribuído muito para sugerir que alterações fisiológicas profundas podem acompanhar a transição para uma ligação permanente a uma superfície. Um dos meios de transição da fixação reversível para a irreversível é mediado por pili do tipo IV. A motilidade de contração é um modo de locomoção utilizado pela *P. aeruginosa* em que se acredita que os pili polares do tipo IV se estendem e retraem, impulsionando as bactérias através de uma superfície. Em *P. putida,* Sauer & Camper[128] demonstraram que a ligação irreversível a uma superfície induz uma mudança regulada pela superfície da motilidade baseada em Aagella para a motilidade de contração baseada em pili de tipo IV, como demonstrado pela expressão genética diferencial e análises de imunoblot.

O'Toole & Kolter[121] especulam que a motilidade de contração está envolvida na formação de microcolónias. Os autores sugerem que as interações das bactérias entre si numa superfície, formando grupos de células, ajudam a reforçar o grau de fixação à superfície. Trabalhando com *Staphylococcus epidermis,* Gerke et al.[130] mostraram que as células aderentes produzem uma adesina intercelular polissacárida que une as células e facilita a formação de microcolónias e a maturação do biofilme. A caraterística distintiva dos biofilmes bacterianos que os separa das bactérias que estão simplesmente ligadas a um substrato é o facto de os biofilmes conterem EPS que rodeiam as bactérias residentes.

Os EPS microbianos são polímeros biossintéticos que podem ser altamente diversos em composição química e podem incluir polissacarídeos substituídos e não substituídos, proteínas substituídas e não substituídas, ácidos nucléicos e fosfolipídios experimentos foram realizados em meio líquido e em meio à base de ágar e não foram duplicados para bactérias de biofilme, mas sugerem que a ativação ambiental de genes de alginato pode ocorrer em biofilmes bacterianos. Como as atividades das enzimas de síntese de alginato são difíceis de detetar, construções repórteres foram usadas para detetar a produção de alginato, e o gene <⅛C> demonstrou ser regulado dentro de 15 minutos após a fixação a um substrato. Isso indica que a produção de alginato é um evento precoce na formação de um biofilme por *P. aeruginosa,* e presumimos que ele forma o quadro estrutural e mecânico necessário para a maturação do biofilme.

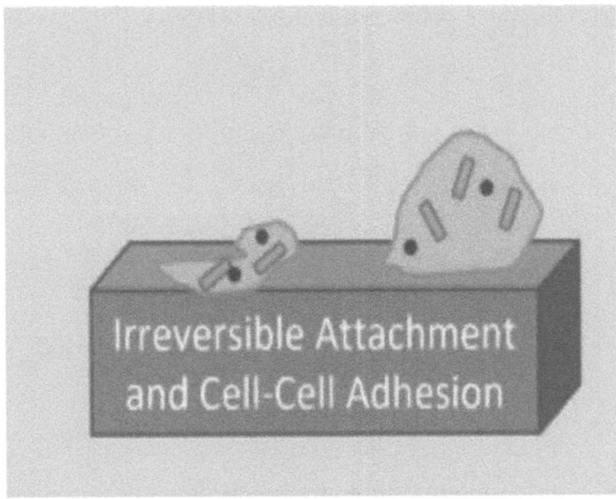

Figura 19: Fixação irreversível

Embora o termo "ligação irreversível" tenha sido originalmente utilizado para distinguir processos nos primeiros eventos da formação de biofilmes, implica que os biofilmes são rigidamente "cimentados" às superfícies. [131]

Os principais componentes da substância extra-polimérica incluem:

1.Água (componente principal)

O principal componente da matriz de EPS é a água, que se desloca à volta, e não através, dos aglomerados celulares. Os canais de água permitem a entrada de nutrientes e a saída de resíduos. O fluxo de fluidos desempenha um papel importante no movimento de nutrientes e produtos metabólicos para dentro e para fora do biofilme. O fluido de movimento lento adjacente ao biofilme limita o transporte difusivo de solutos para dentro e para fora do biofilme e diminui as oportunidades de desprendimento e dispersão do biofilme. A percentagem de água dependerá do sistema específico em análise, mas pode atingir 97% nos reactores. Para além da água, os principais componentes do EPS altamente hidratado incluem exopolissacáridos, proteínas extracelulares e ADN extracelular (eDNA).[106]

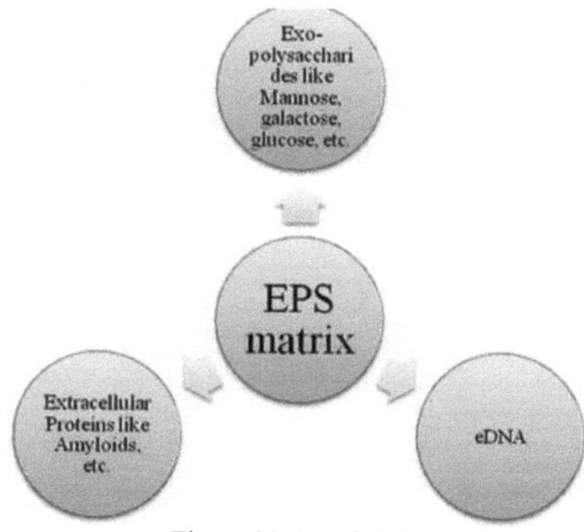

Figura 20: Matriz EPS

2) Exopolissacáridos

Os exopolissacáridos proporcionam estabilidade estrutural e podem atuar como um suporte para as proteínas que medeiam as ligações intercelulares e a adesão do biofilme a uma superfície. A importância dos exopolissacáridos para a formação de biofilmes foi confirmada em biofilmes de monoespécies de P. aeruginosa e E. coli pela incapacidade de mutantes não produtores de polissacáridos formarem biofilmes maduros. A produção de exopolissacáridos pode variar dentro dos géneros. Por exemplo, a matriz dos biofilmes de S. aureus e Staphylococcus epidermidis difere marcadamente no seu polissacárido de superfície poli-N-acetilglucosamina (PNAG), sendo a integridade do biofilme mais facilitada pelo PNAG para S. epidermis do que para S. aureus. Além disso, em biofilmes multiespécies, as interações sinérgicas podem permitir a produção de polissacáridos por uma espécie que permite a integração de espécies não produtoras no biofilme, tal como demonstrado em biofilmes de duas espécies pela maior contribuição de EPS para a matriz por Enterobacter agglomerans em comparação com Klebsiella pneumoniae. [106]

Os exopolissacáridos podem também desempenhar um papel na resistência antimicrobiana em biofilmes. Isto foi demonstrado pelo sequestro de tobramicina por polímeros de glucose produzidos por P. aeruginosa no periplasma, impedindo o antibiótico de atingir o seu local de ação. Outro estudo demonstrou que a produção de polissacáridos de matriz por S. epidermis foi reforçada por concentrações subinibitórias de tetraciclina, quinupristina-dalfopristina e eritromicina. Os exopolissacáridos também podem desempenhar um papel na proteção do biofilme contra as defesas do hospedeiro; os mutantes de S. epidermis deficientes na produção de adesinas intercelulares de polissacáridos apresentaram uma maior suscetibilidade à fagocitose por neutrófilos e outros componentes do sistema inato de defesa do hospedeiro.[106]

Contrariamente, os exopolissacáridos dos biofilmes podem ter propriedades antimicrobianas. Foram identificados polissacáridos antibiofilme nos biofilmes de bactérias gram-negativas e nos sobrenadantes de bactérias gram-positivas que parecem atuar nos biofilmes por meios diferentes dos que utilizam a atividade bactericida ou bacteriostática. Por exemplo, a presença de lipopolissacárido (LPS), um fator de virulência bem estabelecido nas infecções endodônticas, inibiu a formação de biofilmes de espécies de Candida e inibiu parcialmente a aderência de Vibrio cholerae a uma linha de células intestinais humanas.[106]

3) Proteínas extracelulares

As proteínas extracelulares da matriz do EPS desempenham importantes funções estruturais e enzimáticas. As proteínas da matriz estão envolvidas na manutenção da arquitetura do biofilme através da ligação entre as bactérias e os exopolissacáridos, como acontece, por exemplo, com as proteínas de ligação ao glucano em Streptococcus mutans e a proteína Lec-B de P. aeruginosa . A desativação das proteínas de superfície associadas ao biofilme (Bap) encontradas em S. aureus impediu completamente a formação de biofilme. Nos biofilmes de Bacillus subtilis, uma proteína anfifílica da camada superficial do biofilme, BslA, responsável pela camada superficial hidrofóbica, pode desempenhar um papel na resistência antimicrobiana, facilitando a repelência de líquidos. As enzimas da matriz de EPS também digerem polímeros para fornecer carbono e fontes de energia para o biofilme. Além disso, a degradação enzimática da matriz de EPS permite a dispersão das células para formar novos biofilmes.[106]

4) ADN extracelular (eDNA)

O ADN funciona na adesão, agregação, coesão e troca de informações genéticas. Também desempenha um papel fundamental no estabelecimento inicial de biofilmes, como demonstrado pela dissolução de biofilmes iniciais de P. aeruginosa e Enterococcus faecalis tratados com ADNse. O ADN eletrónico na matriz pode variar, mesmo entre espécies do mesmo género. Por exemplo, foi demonstrado que o componente de eDNA é mais importante para a integridade estrutural dos biofilmes de S. aureus do que de S. epidermidis. Também foi demonstrado que o eDNA tem atividade antimicrobiana em biofilmes de P. aeruginosa, provocando a lise das células através da quelação de catiões (Mg^{+}) que estabilizam o lipopolissacárido e a membrana externa bacteriana.

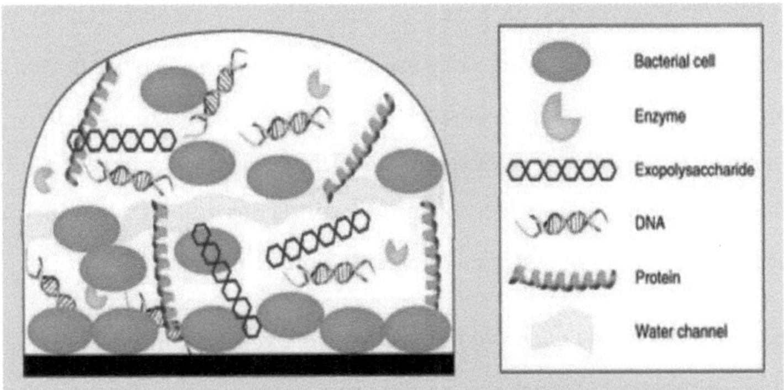

Figura 21: Componentes da matriz EPS

A principal fonte de ADN eletrónico parece ser as células autolisadas, controladas por um mecanismo de deteção de quorum em biofilmes de P. aeruginosa e através de suicídio altruísta e libertação fratricida de ADN em E. faecalis. O ADN eletrónico excretado ativamente parece constituir outra fonte. Um estudo recente demonstrou a produção de eDNA durante a formação inicial de biofilmes em E. faecalis de uma forma independente da lise celular. Além disso, a estrutura bem definida do eDNA sugeriu uma nova forma de secreção de DNA por células viáveis. No caso da E. faecalis, os dados cumulativos sugerem que a secreção ativa de eDNA pode ser um dos primeiros eventos no desenvolvimento do biofilme que ocorre após a fixação inicial à superfície por células planctónicas.

O componente eDNA da matriz desempenha um papel essencial no desenvolvimento de microcolónias e, em última análise, de biofilmes maduros com uma arquitetura tridimensional caraterística. medida que a densidade populacional da comunidade aderente aumenta, a expressão das proteases GelE e SpreE numa subpopulação de células serve tanto para imunizar as células produtoras contra a autólise (SpreE) como para tornar os vizinhos não secretores de proteases susceptíveis à autólise (GelE) e à libertação de eDNA. Assim, as primeiras 8-16 h de desenvolvimento do biofilme implicam dois mecanismos diferentes de produção de eDNA. A análise SEM sugere que a estrutura do eDNA pode ser diferente para o material libertado por cada mecanismo. A maioria dos estudos centrou-se em biofilmes cultivados durante pelo menos 24 horas.[132]

Fase 1 (transporte do micróbio para a superfície do substrato)

A natureza da interação inicial bactéria-substrato é determinada por propriedades físico-químicas como a energia da superfície e a densidade de carga. As bactérias aderem a um substrato através de estruturas da superfície bacteriana, como fímbrias, pili, flagelos e EPS (glicocálix). Estas estruturas bacterianas formam pontes entre as bactérias e a película de condicionamento.

Fase 2 (fase inicial de aderência microbiana não específica ao substrato)

As interações moleculares específicas entre as estruturas da superfície bacteriana e o substrato tornam-se activas. Estas pontes são uma combinação de atração eletrostática, ligações covalentes e de hidrogénio, interação dipolar e interação hidrofóbica. *Porphyromonas gingivalis, Streptococcus mitis, Streptococcus salivarius, Prevotella intermedia, Prevotellanigrescens, Streptococcus mutans e Actinomyces Iiaeslundin são* algumas das bactérias orais que possuem estruturas de superfície.

Fase 3 (fase de aderência microbiana específica ao substrato)

Com a ajuda da adesina polissacárida ou da formação de ligandos que se ligam a receptores no substrato, produz-se uma adesão bacteriana específica a um substrato.

III. Desenvolvimento inicial da arquitetura do biofilme

Ocorre o crescimento bacteriano e a expansão do biofilme. A microcolónia é formada por uma monocamada de micróbios que atrai colonizadores secundários e dá origem à estrutura final do biofilme.

Durante a formação do biofilme, ocorrem dois tipos de interação microbiana a nível celular:

i. Co-adesão

ii. Co-agregação

Certas moléculas nas superfícies das bactérias orais humanas podem ser reconhecidas por componentes de superfície cognatos de células geneticamente distintas, que se ligam para formar redes de interações célula-célula. Quando estas interações ocorrem em suspensão, são designadas por coagregações. Quando a interação ocorre entre células suspensas ou planctónicas e células já aderentes, é designada por co-adesão.[132]

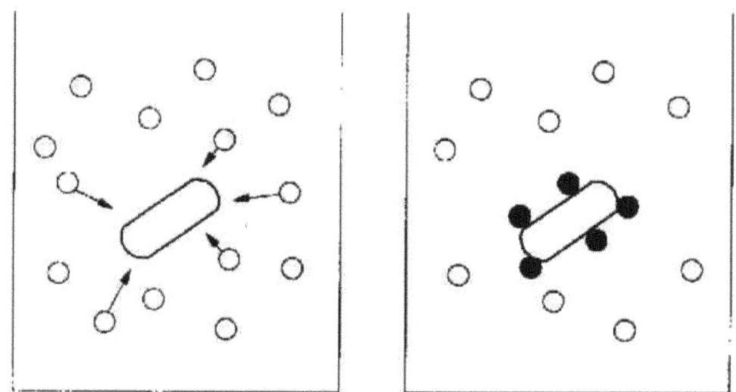

Figura 22: Co-agregação

A co-adesão pode envolver a acreção de um co-agregado já formado num biofilme, que é um conjunto de células vivas num substrato ou numa superfície virgem. A coagregação entre as bactérias orais humanas foi descrita pela primeira vez há 30 anos. A coagregação é medida por vários métodos, incluindo a inspeção visual de aglomerados ou coagregados após a mistura de suspensões densas de dois tipos de células. Medição ipesturbidométrica do sobrenadante após centrifugação a baixa velocidade para sedimentar os co-agregados. Filtração através de poros de tamanho específico para separar as células individuais dos co-agregados. Distribuição de células radiomarcadas de um tipo de célula em co-agregados e sobrenadante após centrifugação a baixa velocidade, e ligação de um tipo de célula radiomarcada a células parceiras imobilizadas numa membrana de nitrocelulose. [132]

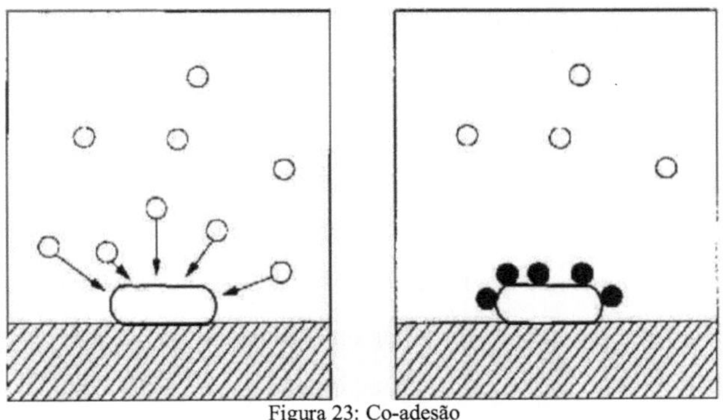

Figura 23: Co-adesão

As Co-agregações podem ser unimodais ou bimodais. As coagregações unimodais envolvem moléculas sensíveis a proteases na superfície celular de um dos parceiros que reconhecem os seus receptores cognatos (insensíveis a proteases) na superfície celular do outro parceiro. As coagregações bimodais envolvem mais do que um dos mecanismos unimodais. Por exemplo, um parceiro exprime tanto a anadhesina como um recetor não cognato. O seu parceiro exprime os respectivos cognatos para a adesina e o recetor. Muitas destas coagregações entre bactérias orais são inibidas por açúcares simples, como os beta-galactosídeos e o ácido N-acetilneuramínico. Foi proposto que as coagregações contribuem para a acumulação de bactérias na superfície do dente para formar a placa dentária.[132]

Os colonizadores precoces da superfície dentária co-agregam-se com outros colonizadores precoces, mas raramente com colonizadores tardios. Da mesma forma, os colonizadores tardios co-agregam-se com outros colonizadores tardios. As fusobactérias são incomuns entre as bactérias orais. Estes organismos co-agregam-se tanto com colonizadores precoces como com colonizadores tardios, e foram denominados organismos ponte de coagregação que estão envolvidos na maturação da placa. Quase todas, se não todas, as bactérias orais exibem coagregação. [132]

Até há pouco tempo, era um fenómeno observado principalmente entre as bactérias orais humanas. Foi agora referido que também ocorre entre leveduras e bactérias entre a flora urogenital de galinhas e bactérias de água doce. Enquanto que para as bactérias orais humanas se observou pouca ou nenhuma diferença na extensão da coagregação entre células colhidas na fase exponencial e na fase estacionária, as coagregações entre as bactérias aquáticas foram sempre máximas com células colhidas na sua fase estacionária de crescimento. Outras propriedades associadas à coagregação de bactérias orais, tais como a inibição por açúcares, bem como componentes de superfície inactivados por calor e protease, também foram encontradas entre as bactérias aquáticas. Foram observadas coagregações intergenéricas com todas as bactérias orais até agora examinadas, e foram relatadas coagregações intragenéricas entre Streptococci orais e entre fusobactérias orais, mas as coagregações intraespecíficas foram relatadas pela primeira vez entre bactérias aquáticas. Parece, portanto, que à medida que mais ecossistemas são examinados para interações celulares entre bactérias geneticamente distintas, serão descobertos mais exemplos deste fenómeno dramático.[132]

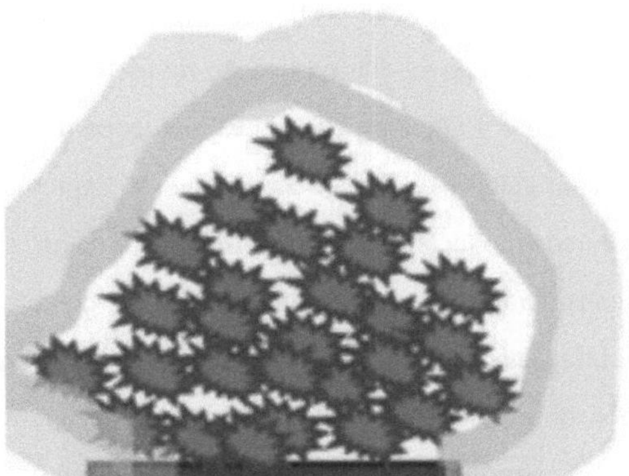

Figura 24: Formação de colónias de micro biofilmes

As células planctónicas ligam-se a superfícies abióticas na adesão bacteriana, enquanto a co-adesão envolve a ligação de bactérias planctónicas a células que já estão ligadas à superfície. Tanto na adesão como na co-adesão, o crescimento subsequente de bactérias resulta numa comunidade de biofilme. As superfícies utilizadas para estudar a adesão e a co-adesão bacterianas orais são geralmente revestidas de saliva.

A saliva contém uma variedade de componentes que actuam como receptores para a adesão bacteriana, incluindo a-amilase, fibronectina, lactoferrina, lisozima, mucinas, proteínas ricas em prolina, aglutininas e imunoglobulina A secretora. Uma importante proteína de ligação à amilase de 20 kDa (AbpA) e o gene abpA que a codifica foram identificados em S. gordonii por inativação insercional do transposão conjugativo Tn916. Fapl tem cerca de 200 kDa e é expressa em S. parasanguis, onde permite a adesão de células à hidroxiapatita revestida de saliva. Estes dois exemplos ilustram o recente progresso feito na identificação de moléculas de superfície estreptocócicas que medeiam a adesão a superfícies revestidas de saliva.[132]

A família de polipéptidos antigénio I/II é altamente conservada entre os estreptococos orais e está envolvida na ligação de moléculas de aglutinina salivar. O S. Gordonii é a única espécie de estreptococo oral que expressa dois polipéptidos antigénio I/II, SspA e SspB, que são expressos a partir de genes cromossómicos monocistrónicos dispostos em tandem, sspA e sspB. Esta família é considerada como um grupo de factores de colonização que medeiam as interações estreptocócicas com uma grande variedade de superfícies, tipos de células e moléculas, incluindo receptores salivares, colagénio tipo I, A. naeslundii, P. gingivalis e C. albicans. O polipéptido SspB tem uma maior afinidade do que o SspA para se ligar ao colagénio de tipo I.

Pensa-se que diferentes regiões da molécula de antigénio I/II se ligam a receptores específicos. A região N-terminal rica em Ala do antigénio I/II do serótipo f de S. mutans liga-se ao colagénio, à laminina e à fibronectina, e as regiões N-terminal rica em Ala e alargada medeiam a produção do fator de necrose tumoral alfa numa linha celular de monócitos. Os 500 aminoácidos C-terminais de S. gordonii I/II contêm sítios para a ligação da glicoproteína de aglutinina salivar, Ca^{2+} e P. gingivalis. Embora algumas funções de ligação de sequências específicas de todos os membros da família de polipéptidos do antigénio I/II possam ser partilhadas, outras são diferentes.[132]

As fímbrias de tipo 1 na superfície de actinomicetos orais participam numa interação proteína-proteína com os aminoácidos C-terminais de proteínas ricas em prolina e Statherin na película adquirida que reveste a superfície do dente. FimP é a subunidade estrutural das fímbrias de tipo 1, e fimP, o gene que codifica a subunidade, de A. naeslundii foi clonado e sequenciado. FimP está presente numa grande variedade de actinomicetos, incluindo muitas estirpes não humanas. Algumas estirpes, especialmente as de origem humana, ligam-se preferencialmente ao decapeptídeo contendo Pro-Gln terminal ligado covalentemente a esferas de agarose, enquanto outras estirpes, especialmente as de origem roedora, ligam-se preferencialmente aos decapeptídeos contendo Thr-Phe terminal. Estes resultados sugerem que a função de adesina reside na subunidade estrutural FimP das fímbrias de tipo 1 e pode contribuir para o tropismo do hospedeiro animal pelos actinomicetos. No entanto, os anticorpos monoclonais anti-FimP não bloqueiam a adesão mediada por fímbrias de tipo 1 à hidroxiapatite tratada com saliva, ao passo que os anticorpos monoclonais que reagem com a ponta das fímbrias bloqueiam a adesão. Este facto sugere que subunidades menores adicionais da estrutura fimbrial de tipo 1 estão envolvidas nesta adesão. É provável que vários genes localizados adjacentes ao filmare estejam envolvidos na síntese e montagem das fímbrias e podem incluir um gene de adesina distinto.

Existe uma diversidade genómica considerável dentro de A. naeslundii, tal como evidenciado pela ribotipagem de um grande número de estirpes, que mostrou que mais do que um ribótipo colonizou um único indivíduo ou uma superfície de raiz específica. Essa diversidade pode também revelar-se na variante estrutural FimP das fímbrias de tipo 1. Isto confere ao actinomiceto propriedades específicas de reconhecimento da superfície que contribuem para a sua disposição espacial na placa dentária. Serão necessários estudos adicionais para determinar as duas possibilidades de locais de reconhecimento de adesinas na subunidade estrutural principal do FimP ou numa subunidade menor localizada na ponta.[132]

Foi demonstrado que a coagregação é um fenómeno comum numa variedade de comunidades de biofilmes multi-espécies e o seu significado ecológico deve ser avaliado. Ao considerar os benefícios que a coagregação confere às parcerias bacterianas, é provável que a força e a especificidade das interações estejam sujeitas à seleção natural. Dado que a maioria das bactérias existe em ambientes com condições flutuantes (por exemplo, forças de cisalhamento, disponibilidade de nutrientes ou condições fisiológicas), as bactérias das comunidades coagregadas sobreviverão e proliferarão em condições que reduzem a prevalência de células individuais não coagregadas.

IV . Maturação da arquitetura do biofilme

A fase seguinte do desenvolvimento do biofilme, a maturação, resulta na criação de uma arquitetura complexa, canais, poros e uma redistribuição das bactérias para longe do substrato.[133] Num estudo recente, demonstrou-se que os biofilmes maduros de *P. aeruginosa* têm um perfil proteico radicalmente diferente do das bactérias planctónicas cultivadas em quimiostatos.[117] Foi demonstrado que 50% do proteoma detetável (mais de 800 proteínas) apresentava uma diferença de expressão de seis vezes ou mais. Destas, mais de 300 proteínas foram detectadas em amostras de biofilme maduro que não eram detectáveis em bactérias planctónicas. As proteínas identificadas dividem-se em cinco classes principais: metabolismo, biossíntese de fosfolípidos e LPS, transporte e secreção de membranas, bem como mecanismos de adaptação e proteção.[117]

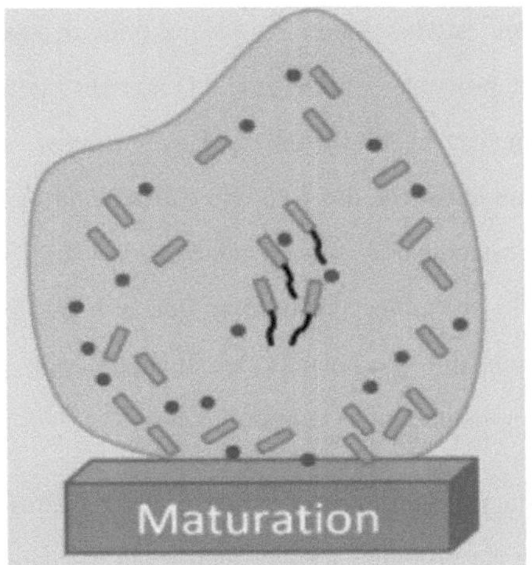

Figura 25: Maturação do biofilme

Num estudo separado, Whiteley et al.[134] utilizaram a tecnologia de microarray de ADN para avaliar biofilmes maduros e compararam-nos com culturas em quimiostato de *P. aeruginosa*. Neste estudo, verificou-se que pouco mais de 70 genes sofreram alterações de expressão. Entre os genes que foram detectados como sendo Upexpressed em biofilmes maduros estavam genes que codificam proteínas envolvidas na tradução, metabolismo, transporte e/ou secreção de membrana e regulação de genes. Estes investigadores também observaram que o fator sigma *rpoHw&s* estava expresso e que o fator sigma r/>o5 estava menos expresso nos biofilmes maduros.[131]

V. Dispersão de células individuais do biofilme

O desprendimento é um termo generalizado utilizado para descrever a libertação de células (individualmente ou em grupos) de um biofilme ou substrato. O desprendimento ativo é um evento fisiologicamente regulado, mas apenas alguns estudos foram realizados para demonstrar uma base biológica para este processo. Allison et al. (1) demonstraram que, após uma incubação prolongada, os biofilmes de *P. fluorescens* se desprendiam, coincidindo com uma redução dos EPS. No *Clostridium Ihermoeellumihe*, o início da fase estacionária foi correlacionado com o aumento do desprendimento do substrato. Postulou-se que a inanição pode levar ao desprendimento por um mecanismo desconhecido que permite que as bactérias procurem habitats ricos em nutrientes.

Esta hipótese está de acordo com observações recentes de Sauer, que comparou padrões de proteínas em gel bidimensional para mostrar que as células em dispersão de *P. aeruginosa* são mais semelhantes às células planctónicas do que às células de biofilme maduras. Esta descoberta indica que as células de biofilme em dispersão voltam ao modo de crescimento planctónico; assim, o ciclo de vida do desenvolvimento do biofilme completa o círculo.

A transição de um sistema de fluxo para um sistema de cultura em lote foi observada por muitos laboratórios como resultando no desprendimento do biofilme. Supomos que um aumento na concentração de uma molécula indutora é responsável pela libertação de enzimas que degradam os polímeros da matriz, o que resulta na separação das células do biofilme. Um exemplo disso é o organismo gram-positivo *Streptococcus mutans,* que produz uma enzima de libertação de proteínas de superfície (SPRE) que medeia a libertação de células dos biofilmes.[131]

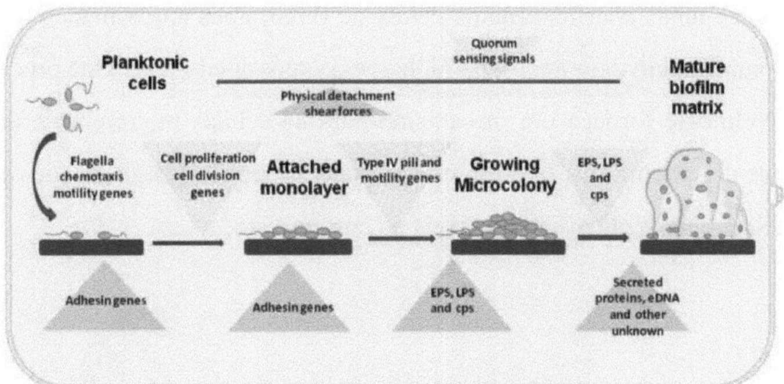

Figura 26: Desprendimento por forças físicas

O descolamento causado por forças físicas foi estudado com mais pormenor. Brading sublinhou a importância das forças físicas no desprendimento, afirmando que os três principais processos de desprendimento são a erosão ou cisalhamento (remoção contínua de pequenas porções do biofilme), o desbaste (remoção rápida e maciça) e a abrasão (desprendimento devido à colisão de partículas do fluido a granel com o biofilme). Characklis observou que a taxa de erosão do biofilme aumenta com o aumento da espessura do biofilme e com o cisalhamento do fluido na interface biofilme-líquido a granel. Com o aumento da velocidade do fluxo, a camada limite hidrodinâmica diminui, resultando em mistura e turbulência mais perto da superfície do biofilme. A descamação é mais aleatória do que a erosão e pensa-se que resulta da depleção de nutrientes ou de oxigénio na estrutura do biofilme.

A descamação é mais frequentemente observada em biofilmes mais espessos que se desenvolveram em ambientes ricos em nutrientes. Os biofilmes em leitos fluidizados, filtros e ambientes carregados de partículas (águas superficiais) podem estar sujeitos a abrasão. O desprendimento é provavelmente também específico da espécie; P. fluorescens dispersa-se e recoloniza uma superfície (numa célula de fluxo) após aproximadamente 5 h, V. parahaemolyticus após 4 h e V. harveyia após apenas 2 h . Este processo provavelmente fornece um mecanismo para as células migrarem de áreas fortemente colonizadas que foram esgotadas de nutrientes absorvidos pela superfície para áreas mais favoráveis ao crescimento.

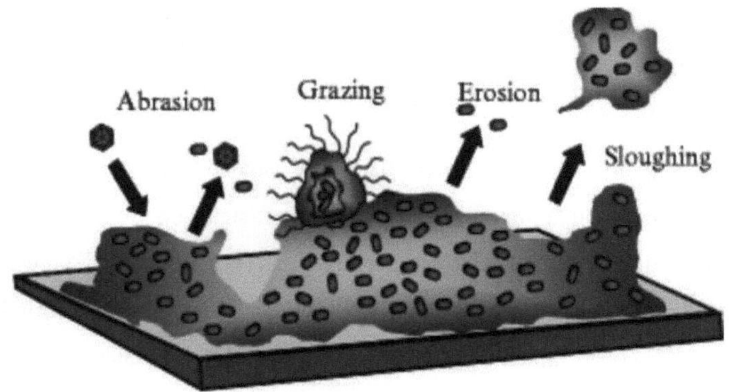

Figura 7I: Diferentes forças físicas

As células do biofilme podem ser dispersas quer por desprendimento de células filhas de células em crescimento ativo, quer por desprendimento em resultado dos níveis de nutrientes ou da deteção de quórum, quer por cisalhamento de agregados de biofilme (remoção contínua de pequenas porções do biofilme) devido a efeitos de fluxo.

Os mecanismos subjacentes ao processo de dispersão de células em crescimento ativo num biofilme não são bem compreendidos. Gilbert demonstrou que as caraterísticas de hidrofobicidade da superfície das células filhas recém-divididas que se dispersam espontaneamente dos biofilmes de E. coli ou de P. aeruginosa diferem substancialmente das dos biofilmes intactos em quimiostato ou das células de biofilme ressuspensas. Estes investigadores sugeriram que estas diferenças podem explicar o desprendimento de células filhas recentemente divididas. A hidrofobicidade era mais baixa para as células recém-dispersas e aumentava de forma constante com a incubação e o crescimento contínuos.

Em geral, os mecanismos de dispersão do biofilme podem ser divididos em duas grandes categorias: ativa e passiva. A dispersão ativa refere-se a mecanismos que são iniciados pelas próprias bactérias, enquanto a dispersão passiva se refere ao desprendimento de células do biofilme que é mediado por forças externas, como o cisalhamento do fluido, a abrasão (colisão de partículas sólidas com o biofilme), o pastoreio de predadores e a intervenção humana. A dispersão passiva refere-se ao desprendimento de células do biofilme que é mediado por forças externas, como o cisalhamento do fluido, a abrasão (colisão de partículas sólidas com o biofilme), o pastoreio por predadores e a intervenção humana

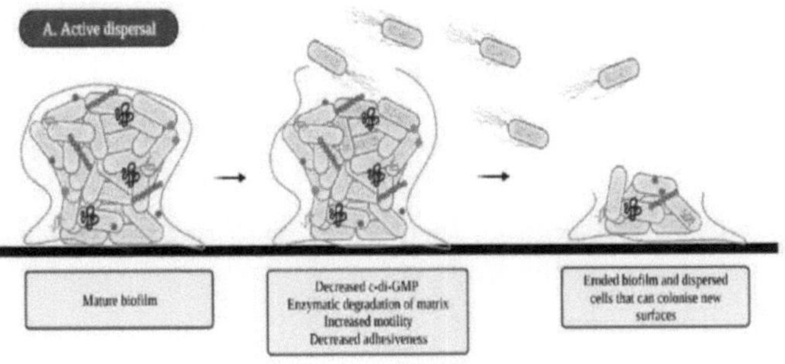

Figura 28: Dispersão ativa

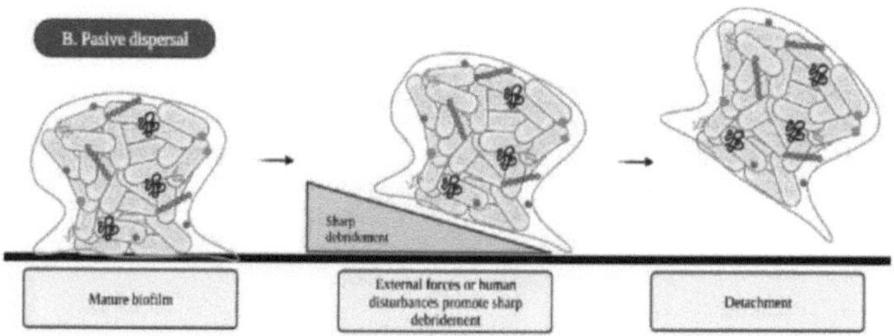

Figura 29: Dispersão passiva

Foram identificados pelo menos três modos distintos de dispersão do biofilme: Erosão, descamação e sementeira. A erosão refere-se à libertação contínua de células individuais ou pequenos grupos de células de um biofilme a níveis baixos ao longo da formação do biofilme. A descamação refere-se ao desprendimento súbito de grandes porções do biofilme, normalmente durante as últimas fases da formação do biofilme. A dispersão da sementeira, também conhecida como "Central hollowing", refere-se à libertação rápida de um grande número de células individuais ou de pequenos grupos de células a partir de cavidades ocas que se formam no interior da colónia de biofilme. A erosão e a descamação podem ser processos activos ou passivos, enquanto a dispersão da sementeira é sempre um processo ativo.

6. TIPOS DE BIOFILME

A microbiota endodôntica é estabelecida como sendo menos diversificada em comparação com a microbiota oral. Esta transição na população microbiana é mais evidente com a progressão da infeção. A progressão da infeção altera o estado nutricional e ambiental no interior do canal radicular. O ambiente do canal radicular torna-se aparentemente mais anaeróbio e o nível nutricional fica esgotado. Além disso, as investigações clínicas demonstraram que a desinfeção completa do canal radicular é muito difícil de conseguir. Verifica-se que os micróbios persistem nas complexidades anatómicas, tais como istmos e deltas, e na porção apical do sistema de canais radiculares.

Estas complexidades anatómicas e geométricas nos sistemas de canais radiculares protegem as bactérias aderentes dos procedimentos de limpeza e modelação. Uma vez que o biofilme é a forma de crescimento bacteriano para sobreviver a condições ambientais e nutricionais desfavoráveis, o ambiente do canal radicular, tanto nas infecções primárias como nas pós-tratamento, favorece a formação de biofilme.

Além disso, o modo de crescimento bacteriano em biofilme oferece outras vantagens, tais como

(1) Resistência aos agentes antimicrobianos

(2) Aumento da concentração local de nutrientes

(3) Oportunidade de intercâmbio de material genético

(4) Capacidade de comunicação entre populações bacterianas da mesma espécie e/ou de espécies diferentes

(5) Produzir factores de crescimento para além das fronteiras das espécies.

Em endodontia, os biofilmes podem ser divididos em

A. Biofilme intracanal

B. Biofilme extra radicular

C. Biofilmes periapicais

D. Biomaterial - Biofilme centrado

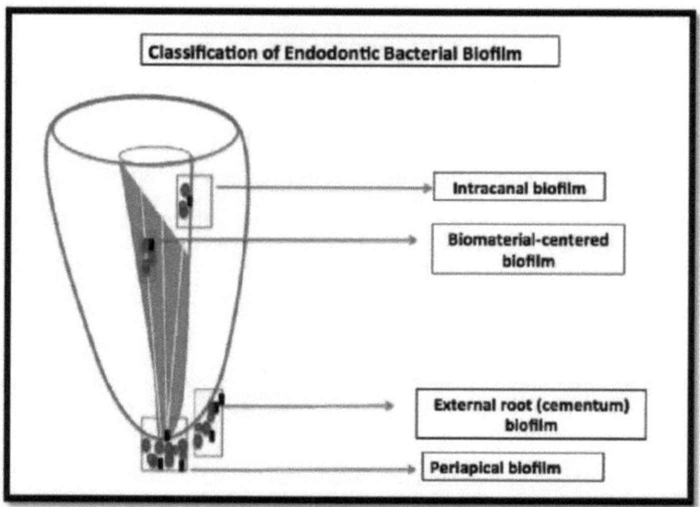

Figura. 29 Classificação do biofilme bacteriano endodôntico

A. Biofilmes intracanais

Os biofilmes microbianos intracanais são biofilmes microbianos formados na dentina do canal radicular de um dente infetado endodonticamente. Uma descrição pormenorizada do biofilme bacteriano intracanal foi documentada por Nair em 1987. Foi sugerido que a microbiota intracanal num dente infetado endodonticamente existia como estruturas de recolha solta e biofilme, constituídas por cocos, bastonetes e bactérias filamentosas.

Verificou-se que os biofilmes bacterianos em monocamada e/ou multicamada aderiam à parede dentinária do canal radicular. O material da matriz extracelular de origem bacteriana também foi encontrado intercalado com os agregados celulares no biofilme. Foram observados diferentes tipos de bactérias morfologicamente distintas nestes biofilmes. Foram observadas microcolónias bacterianas formadas pela coagregação de um único tipo morfológico e/ou de vários tipos morfológicos de bactérias. Num biofilme multiespécie, a proporção e o número de diferentes espécies bacterianas variaram de acordo com a fase de maturação. Os biofilmes intracanais apresentaram uma relação caraterística entre bactérias e parede dentária e padrões distintos na organização dos micróbios no biofilme. As caraterísticas das interações célula-célula e micróbio-substrato foram explicadas com base nos fenómenos de adesão microbiana.

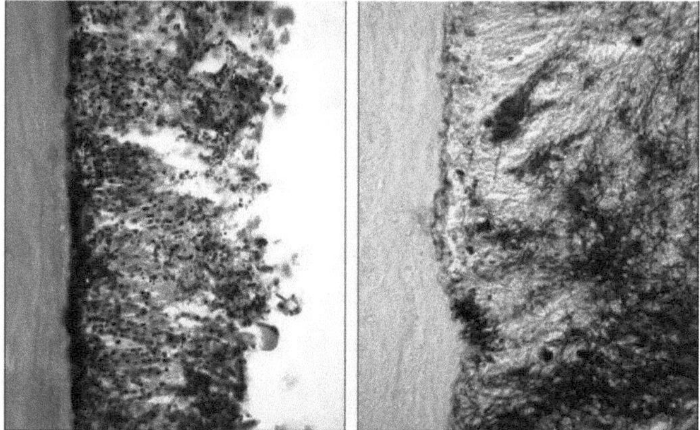

Figura 30. Biofilme intracanal

Estudos estabeleceram a capacidade de *E. faecalis* para resistir à inanição e desenvolver biofilmes em diferentes condições ambientais e de nutrientes (condições aeróbicas, anae-robianas, ricas em nutrientes e carentes de nutrientes). No entanto, verificou-se que as propriedades físico-químicas dos biofilmes *de E. faecalis* se alteram consoante as condições ambientais e nutricionais prevalecentes.

E. faecalis em ambiente rico em nutrientes (aeróbio e anaeróbio) produziu estruturas típicas de biofilme com agregados superficiais caraterísticos de células bacterianas e canais de água. Estavam presentes células bacterianas viáveis na superfície do biofilme. Em ambiente privado de nutrientes (aeróbio e anaeróbio), observou-se um crescimento irregular de aglomerados de células aderentes. A ultra-estrutura dos biofilmes *de E. faecalis* formados na dentina radicular em diferentes condições ambientais e nutricionais. A microscopia confocal de varrimento a laser mostrou muitas células bacterianas mortas e bolsas de células bacterianas viáveis nesta estrutura de biofilme.

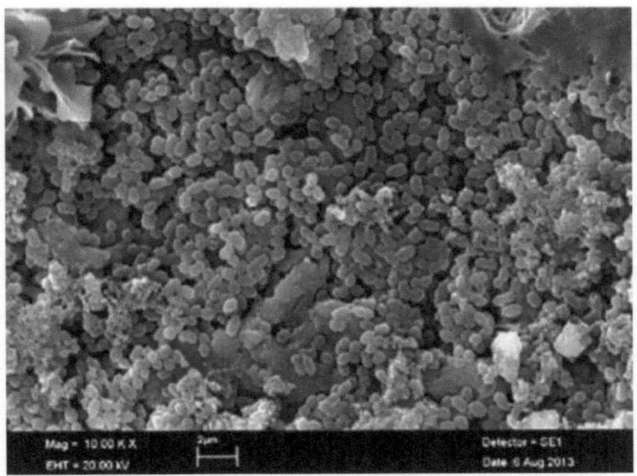

Figura 31. Microscopia eletrónica de varrimento do biofilme de Enterococcus faecalis na dentina do canal radicular

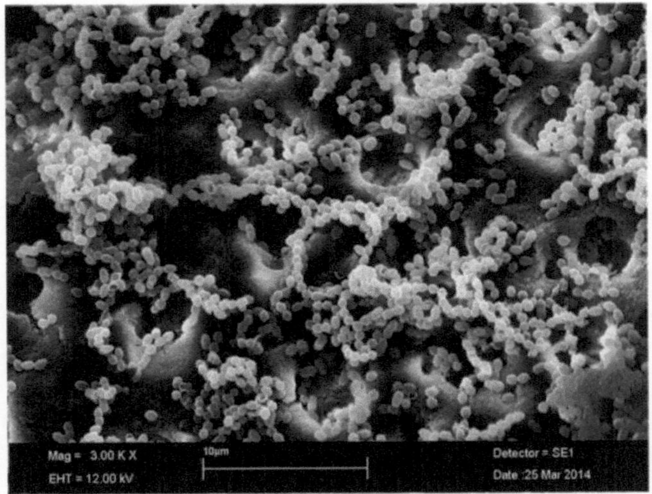

Figura 32. Microscopia eletrónica de varrimento do biofilme de Enterococcus faecalis na dentina do canal radicular após 72 horas de incubação

As investigações in-vitro revelaram fases distintas no desenvolvimento do biofilme de *E. faecalis* na dentina do canal radicular. Na fase 1, as células de

E. faecalis aderiram e formaram microcolónias na superfície da dentina do canal radicular. No estágio 2, elas induziram a dissolução mediada por bactérias da fração mineral do substrato da dentina. Este aumento localizado dos iões de cálcio e fosfato irá promover a mineralização (ou calcificação) do biofilme *de E.faecalis* na fase 3.

A estrutura madura do biofilme formada após 6 semanas de incubação mostrou sinais de mineralização e uma diferença de composição subtil mas distinta. O biofilme mineralizado *de E. faecalis* mostrou uma estrutura de apatite carbonatada em comparação com a dentina natural que tinha uma estrutura de fluorapatite carbonatada. Havia sinais óbvios de degradação da superfície da dentina num ambiente privado de nutrientes. Esta degradação do substrato da dentina foi entendida como uma consequência da interação das bactérias e dos seus produtos metabólicos na dentina. Uma investigação recente destacou a capacidade do isolado clínico de *E. faecalis* para coagregar com *F. nucleatum.* As interações de coagregação entre *E. faecalis* e *F. nucleatum sugeriram* a capacidade destes microrganismos coexistirem numa comunidade microbiana e contribuírem para a infeção endodôntica.

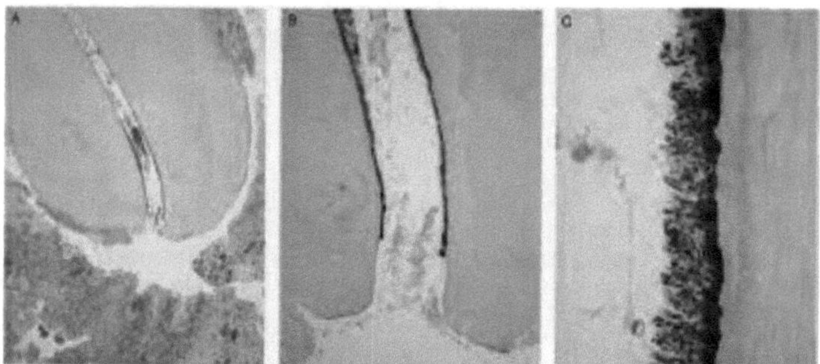

Figura 32. Biofilme intra-canal no ápice de um dente extraído

A capacidade inerente da *E. faecalis* de resistir à ação bactericida de muitos agentes antimicrobianos, juntamente com a sua capacidade de formar biofilmes distintos em condições ambientais e nutricionais difíceis, pode contribuir para a sua persistência em dentes tratados endodonticamente.

Curiosamente, a calcificação dos biofilmes bacterianos e a degradação da dentina mediada por bactérias observadas in vitro foram apoiadas por evidências clínicas. Foram registados dois casos clínicos com depósito mineralizado semelhante a um cálculo na superfície da raiz de dentes com periodontite periapical pós-tratamento. Noutro estudo, a reabsorção periforaminal foi registada em 87,3% e a reabsorção foraminal em 83,2% das raízes de 104 ápices radiculares extraídos de dentes com lesões periapicais. Tendo em conta as complexidades da anatomia apical do canal radicular e o comprimento e limites laterais da limpeza e modelação do canal radicular apical, a eliminação incompleta das bactérias da região apical do canal radicular in vitro foi apoiada por evidências clínicas.

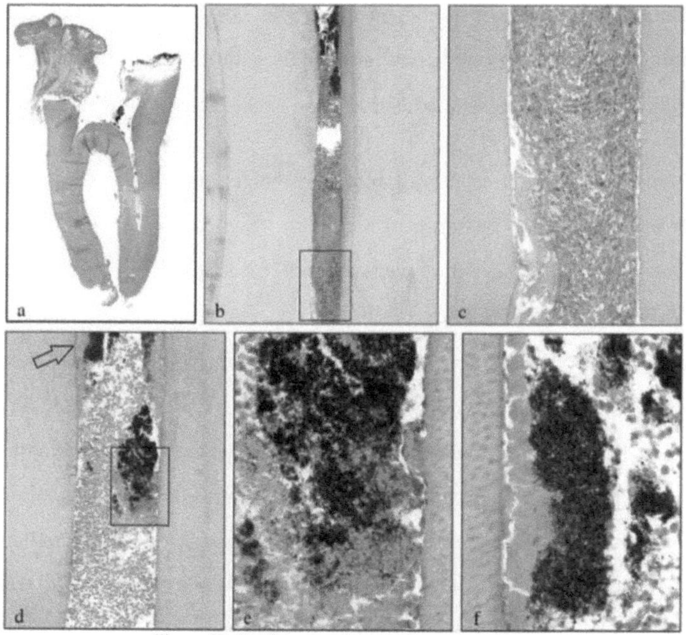

Figura 32. Biofilmes na linha da frente da infeção

B. Biofilmes extra radiculares

Os biofilmes microbianos extra radiculares, também designados por biofilmes da superfície radicular, são biofilmes microbianos formados na superfície da raiz (cemento) adjacente ao ápice radicular de dentes infectados endodonticamente. Os biofilmes extra radiculares foram relatados em dentes com periodontite periapical assintomática e em dentes com abcessos apicais crónicos associados a tractos sinusais.

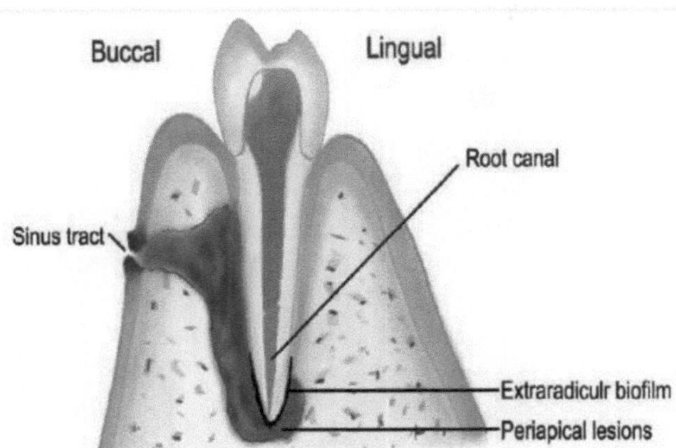

Figura:33 Biofilme extra-radicular

Neste estudo, Tronstad et al. examinaram 10 pontas de raiz removidas durante o tratamento cirúrgico de dentes obturados com doença pós-tratamento (cinco dentes com o diagnóstico de periodontite apical assintomática e cinco dentes com o diagnóstico de periodontite apical com fístula). Foram encontrados biofilmes bacterianos maduros em muitas áreas das superfícies apicais das raízes em todas as amostras clínicas examinadas neste estudo.

Observaram biofilmes bacterianos nas áreas das superfícies das raízes entre fibras e células e em criptas e orifícios. O biofilme continha vários graus de materiais da matriz extracelular (glicocálix). Os biofilmes da superfície da raiz eram maioritariamente multi-espécies na sua natureza.

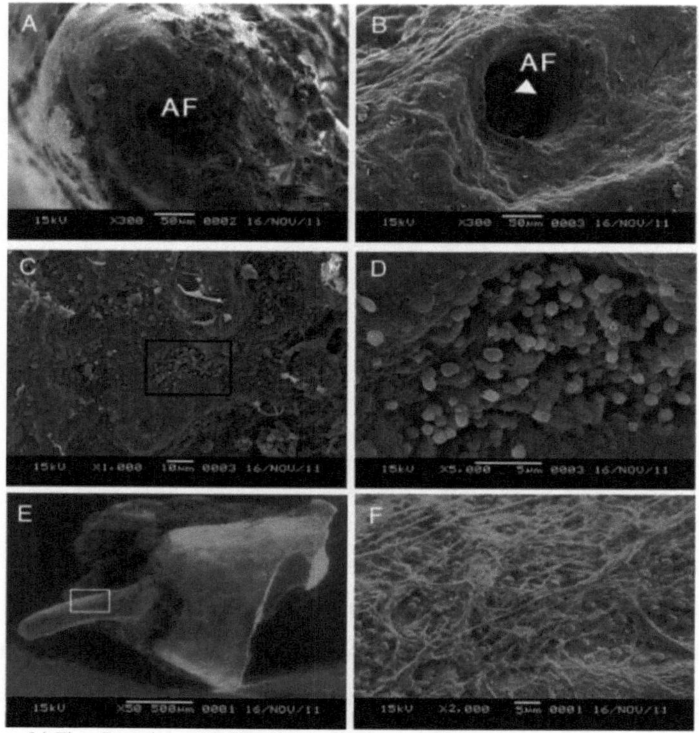

Figura 34. Flora Bacteriana e Biofilme Extra-radicular Associados ao Segmento Apical dos Dentes

As estruturas de biofilme extra radicular eram dominadas por cocos e bastonetes curtos, com cocos ligados ao substrato do dente. Formas filamentosas e fibrilares também foram observadas no biofilme. Ultra-estrutura dos biofilmes extra-radiculares formados na superfície da raiz adjacente ao forame apical. Observou-se que uma estrutura de biofilme lisa e sem estrutura, constituída por material de matriz extracelular com células bacterianas incorporadas, revestia o ápice da ponta da raiz adjacente ao forame apical. Não houve diferença óbvia nas estruturas de biofilme formadas na superfície apical da raiz de dentes com e sem tractos sinusais, tendo sido também relatada evidência clínica de biofilmes calcificados na região extra radicular. Ricucci et al. relataram a presença de um depósito semelhante a um cálculo no ápice da raiz de dentes extraídos devido a periodontite periapical pós-tratamento.

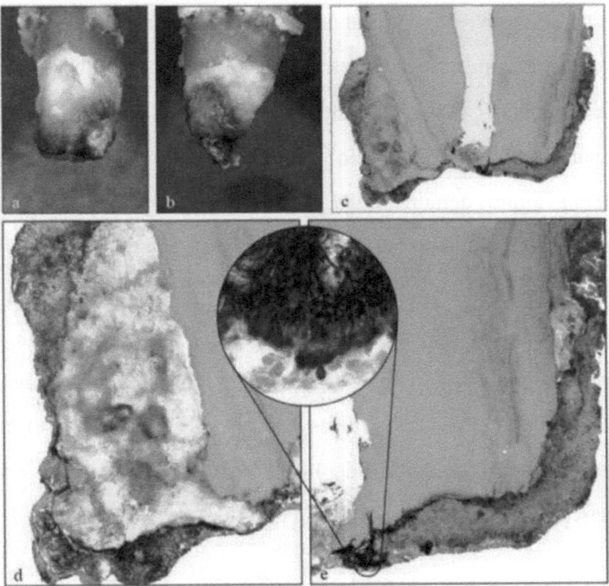

Figura 35. Biofilme extra radicular no ápice do dente

Enquanto Ham et al. observaram depósitos semelhantes a cálculos na superfície apical da raiz de um dente que apresentava uma lesão refractária ao tratamento convencional do canal radicular. Estes biofilmes calcificados estavam associados à inflamação periapical e à cicatrização periapical retardada, apesar de um tratamento adequado do canal radicular ortogrado.

C. Biofilmes periapicais

Os biofilmes microbianos periapicais são biofilmes isolados encontrados na região periapical de um dente infetado endodonticamente. Os biofilmes periapicais podem ou não ser dependentes do canal radicular. A microbiota na maioria dos dentes associados à periodontite apical está restrita ao canal radicular, uma vez que a maioria das espécies microbianas que infectam o canal radicular são agentes patogénicos oportunistas que não têm a capacidade de sobreviver ao mecanismo de defesa do hospedeiro nos tecidos periapicais.Raramente, espécies microbianas ou mesmo estirpes dentro de uma espécie podem possuir estratégias para sobreviver e, assim, infetar os tecidos periapicais. Membros do género *Actinomyces* e a espécie *P. propionicum* foram demonstrados em lesões periapicais assintomáticas refractárias ao tratamento endodôntico. Estes microrganismos têm a capacidade de ultrapassar os mecanismos de defesa do hospedeiro, desenvolver-se no tecido periapical inflamado e, subsequentemente, induzir uma infeção periapical. Uma investigação clínica detectou *Actinomyces* em 72 de 129 (55,8%) amostras clínicas. Destas, 41 de 51 (80,4%) eram de canais radiculares infectados, 22 de 48 (45,8%) eram de abcessos e 9 de 30 (30%) estavam associadas a celulite.

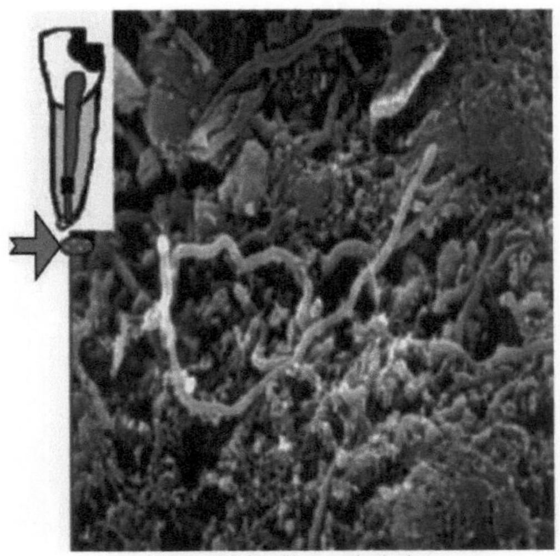

Figura 36: Biofilme periapical

As espécies de *Actinomyces* nos tecidos crescem em agregados microscópicos ou macroscópicos, que podem atingir diâmetros de até 3 a 4 mm. São vulgarmente designados por "grânulos de enxofre" devido ao aspeto granular amarelo. Microscopicamente, os grânulos dão a aparência de raios que se projectam de uma massa central de filamentos, o que deu origem ao nome "fungo de raios" ou *Actinomyces*. Esta estrutura de biofilme granular consiste numa massa central de filamentos bacterianos ramificados entrelaçados, mantidos juntos por uma matriz extracelular com os tacos radiantes periféricos. A agregação de células *de Actinomyces* foi influenciada pelo pH, pela força iónica e pela concentração de células. A agregação de células pode facilitar a acumulação de células para formar uma estrutura de biofilme que se diferencia, comunica, coopera e utiliza a defesa colectiva contra os antimicrobianos biológicos. É importante notar que a região periapical é "patrulhada" por polimorfonucleótidos e macrófagos, que fagocitam facilmente as bactérias planctónicas que chegam. No entanto, os fagócitos são incapazes de engolir as bactérias numa estrutura de biofilme envolvida por uma matriz.

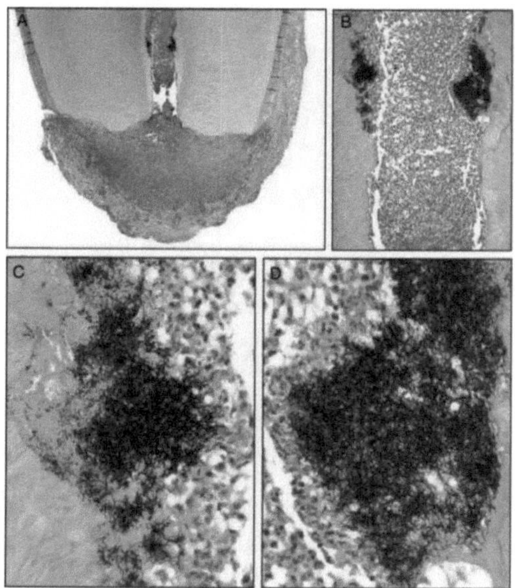

Figura: 37 Biofilme periapical na ponta da raiz de um dente

Sunde et al. relataram a incidência de "grânulos de enxofre" em nove lesões periapicais refratárias e encontraram bactérias em sete. *A. israelii, A. viscosus, A. naeslundii* e *Actinomyces meyerr foram* identificadas em cinco grânulos. Outras espécies bacterianas, tanto Gram-positivas como Gram-negativas, foram também detectadas nos grânulos. Dois grânulos de enxofre não continham *Actinomyces*. A MEV demonstrou células semelhantes a bastonetes e espiroquetas nos grânulos, e a microscopia eletrónica de transmissão revelou organismos com abundante material extracelular. Muitos dos "grânulos de enxofre" estavam calcificados e a fonte de mineralização pode ter sido o exsudado inflamatório e/ou a atividade das bactérias periapicais. Embora os "grânulos de enxofre" tenham sido considerados sugestivos de actinomicose, foi confirmado que outras espécies podem formar agregados semelhantes aos formados por espécies de *Actinomyces* e *P. propionicum*.Estruturas de biofilme *granu \ ar*, semelhantes a grânulos de enxofre, também foram observadas in vitro pela aglutinação e calcificação de células *de E. faecalis* na superfície da dentina . Foi demonstrado que a lise de células bacterianas aderentes num biofilme induziria a calcificação celular. Os complexos cálcio-fosfolípido-fosfato e o proteolípido caleificável, que são constituintes da membrana das bactérias calcificadas, podem apoiar a biomineralização.

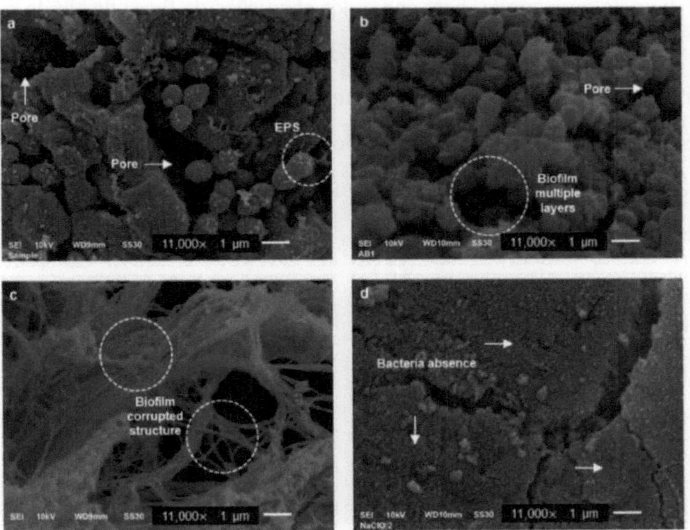

Figura: 38 : Imagem de Microscopia Eletrónica de Varrimento do Biofilme Periapical após irrigação

D. Infeção centrada em biomateriais

A infeção centrada em biomateriais (ICB) ocorre quando as bactérias aderem à superfície de um biomaterial artificial e formam estruturas de biofilme. A presença de biomateriais em estreita proximidade com o sistema imunitário do hospedeiro pode aumentar a suscetibilidade à ICB. A BCI é uma das principais complicações associadas às infecções relacionadas com próteses e/ou implantes. As infecções bacterianas crónicas ocorrem quando a população bacteriana patogénica atinge uma dimensão crítica e ultrapassa os mecanismos de defesa do hospedeiro. Tanto as interações específicas como as não específicas desempenham um papel importante na capacidade de adesão das bactérias à superfície do biomaterial. A contribuição comparativa dos mecanismos específicos e não específicos depende das propriedades da superfície do biomaterial, bem como das condições de fluxo do fluido e da natureza da camada de condicionamento do líquido. Uma vez que os biofilmes são extremamente resistentes aos mecanismos de defesa do hospedeiro e aos tratamentos anti-bióticos, as BCI raramente são resolvidas e, frequentemente, a única solução para um biomaterial infetado, como um implante, é a sua remoção cirúrgica.

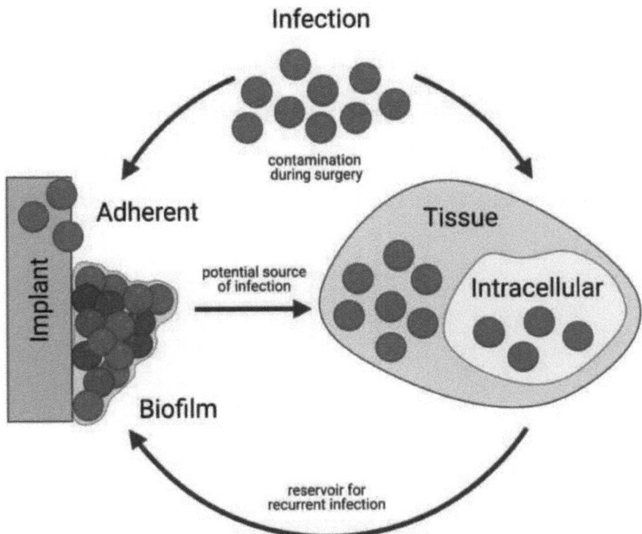

Figura 39: Infeção centrada em biomateriais

A ICB revela geralmente uma invasão oportunista por organismos nosocomiais. *Staphylococcus* coagulase-negativos, *S. aureus,* enterococos, estreptococos, *P. aerugínosa e* fungos são frequentemente isolados de superfícies de biomateriais infectadas.

A adesão bacteriana a uma superfície de biomaterial também é descrita em três fases;

Fase 1: Transporte de bactérias para a superfície do biomaterial

Fase 2: Fase inicial de adesão não específica

Fase 3: Fase de adesão específica.

A concentração de electrólitos e o valor do pH do ambiente influenciam a adesão das bactérias à superfície do biomaterial, alterando as caraterísticas da superfície tanto das bactérias como do biomaterial. As estirpes bacterianas que não produzem EPS são menos aderentes e menos patogénicas. As bactérias que não aderem rapidamente às superfícies são rapidamente destruídas pelo sistema imunitário. Estas caraterísticas realçam a necessidade de evitar a aderência bacteriana e a formação de biofilme para prevenir a BCI.

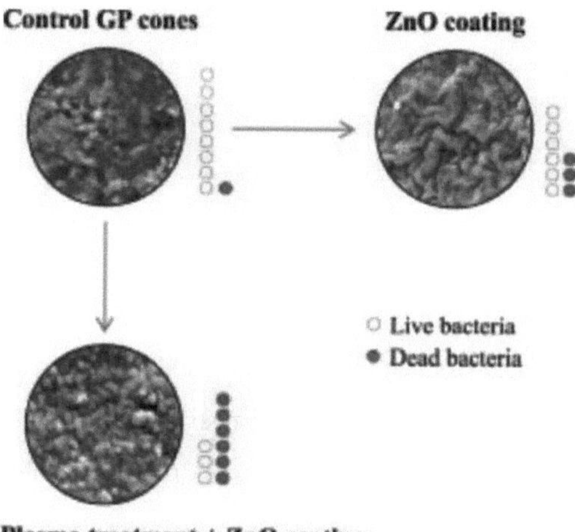

Figura 40 Guta-percha com bactérias

Na endodontia, os biofilmes centrados em biomateriais formam-se nos materiais de obturação dos canais radiculares. Estes biofilmes podem ser intrarradiculares ou extrarradiculares, dependendo do facto de o material obturador se encontrar no espaço do canal radicular ou de ter sido extrudido para além do ápice da raiz. Um estudo investigou a capacidade inicial de formação de biofilme de isolados de canais radiculares, tais como *Enterococcus Faecalis, Streptococcus sanguinis, Staphylococcus Intermedius, Streptococcus pyogenes, Staphylococcus aureus,*

Fusobacterium nucleatum, Porphyromonas gingivalis, Propinobacterium acnés e *Provetellaintermedia* em pontos de guta-percha in vitro. Foi demonstrado que *Enterococcus Faecalis, Streptococcus sanguinis, Staphylococcus Intermedius, Streptococcus pyogenes, Staphylococcus* ^wrews desenvolveram biofilmes nas superfícies de guta-percha incubadas em meio de cultura suplementado com 45% ou 90% (vol/vol) de soro.

Os biofilmes de *E. faecalis* e *S. sanguinis* eram significativamente mais espessos do que os de *Staphylococcus intermedius, Streptococcus pyogenes* e *Staphylococcus aureus. Fusobacterium nucleatum, Propinobacteriumacnes_y Porphyromonas gingivalis* e *Provetella intermedia* não formaram biofilmes na guta-percha. Os resultados sugerem que os anaeróbios facultativos Gram-positivos têm a capacidade de colonizar e formar matrizes extracelulares em pontos de guta-percha, enquanto o soro desempenha um papel crucial na formação de biofilme.

A patogénese das infecções aderentes está relacionada, em parte, com a colonização preferencial de substratos inertes cujas superfícies não estão integradas em tecidos saudáveis compostos por células vivas e polímeros extracelulares intactos[135,136,137,138,139,140] A progressão para infeção clínica em doenças relacionadas com biomateriais em doentes normais ou imunossuprimidos envolve a maturação de um inóculo de agentes patogénicos conhecidos (por exemplo, Staphylococcus aureus ou Pseudomonas aeruginosa) ou a transformação de não-patogénicos (Staphylococcus epidermidis) num foco sético de organismos virulentos adesivos e "produtores de lodo". Esta transformação ocorre na presença de, e é potenciada pela, superfície do biomaterial.[141,142]

A adesão, agregação e desagregação (dispersão) microbianas envolvem interações entre células e superfícies de substratos num meio fluido ambiente. A interação de factores físicos e biológicos permite então a fixação e a adesão das bactérias. As adesinas proteicas (fímbrias nas bactérias Gram negativas), os polímeros polissacáridos e as substâncias da superfície e do meio interagem e misturam-se para formar um agregado de bactérias, substâncias elementares, glicoproteínas e polissacáridos num biofilme.[143] [144] [145]

Outras espécies simbióticas podem juntar-se em consórcios e apresentar-se como uma infeção polimicrobiana. Caracteristicamente, estas infecções não respondem ao tratamento até que o substrato seja removido. Assim, a adesão bacteriana e os seus denominadores dirigem a patogénese das infecções de tecidos danificados e de biomateriais[143] [141] [144] [146] . A capacidade de aderir a superfícies é uma propriedade geral de quase todas as bactérias e depende de uma série de eventos intrincados e, por vezes, requintadamente específicos. Estes eventos baseiam-se em determinantes e caraterísticas das bactérias, da superfície do substrato a ser colonizado e do meio fluido ambiente.

A substância polissacárida extracelular das bactérias produtoras de limo é um material amorfo solto composto por uma gama de polímeros de baixo e alto peso molecular associados em grande parte através de interações iónicas. Em geral, os exopolissacáridos são compostos por monossacáridos neutros, como a D-glucose, a D-galactose, a D-manose, a L-fucose e a L-ramnose, e contêm amino-açúcares, ácido urónico e polióis (ribitol e glicerol)[147] . O lodo extracelular pode ser um fator importante no desenvolvimento e persistência de infecções centradas em biomateriais. Pensa-se que este exopolissacárido complexo actua como uma resina de permuta iónica para melhorar a nutrição, interferir na fagocitose, influenciar a resposta aos anticorpos e funcionar em fases posteriores de adesão à superfície, agregação e interação polimicrobiana.[148] [135] [149]

Comportamento das células nas superfícies. À medida que as bactérias ou as células dos tecidos (osso, células endoteliais ou fibroblastos) se aproximam ou contactam com a superfície de um substrato, o seu envelope e membranas exteriores são expostos a uma maior atividade molecular na superfície do substrato e a macromoléculas adsorvidas na superfície do substrato. As células ou bactérias pioneiras do tecido colonizador (se presentes) ligam-se então mais ou menos diretamente, e com diferentes graus de integração físico-química, ao substrato através desta camada macromolecular complexa. Existe um grau potencialmente elevado de sensibilidade e seletividade nestas interações. As bactérias são organismos antigos e altamente adaptáveis. Os biomateriais são novos, mas imitam substratos básicos para os quais as bactérias, mas não as células dos tecidos, já desenvolveram estratégias de colonização e sobrevivência. As superfícies dos biomateriais devem ser modificadas para melhorar a compatibilidade e a integração dos tecidos e para resistir à colonização microbiana na corrida pela superfície.

Citando "A Arte da Guerra", escrita por Sun Tzu no século VI d.C.: "Diz-se que se conheceres os teus inimigos e te conheceres a ti próprio, podes ganhar cem batalhas sem uma única derrota. Se apenas te conheceres a ti próprio, mas não ao teu adversário, podes ganhar ou perder. Se não te conheceres nem a ti nem ao teu inimigo, estarás sempre em perigo". Com a nossa atual compreensão dos biofilmes, estamos apenas a começar a conhecer o inimigo no que diz respeito às infecções por biofilme relacionadas com dispositivos. Mesmo que a superfície "à prova de biofilme" se revele ilusória, o desafio é utilizar eficazmente o que aprendemos sobre a biologia do biofilme para criar campos de jogo que façam pender a balança da corrida para a superfície a nosso favor e longe das bactérias. [150]

7. ULTRA-ESTRUTURA E MICRÓBIOS DO BIOFILME ENDODÔNTICO

Durante a primeira década (1978 a 1990), após a descoberta da importância e da ubiquidade dos biofilmes, estes eram vistos como acúmulos não estruturados de células bacterianas rodeadas por matrizes de exopolissacarídeos.[13]

Durante o desenvolvimento de um biofilme, as células bacterianas residentes proliferam, levando à expansão da estrutura do biofilme. Nesta fase, a monocamada de micróbios (colonizadores primários) atrai os colonizadores secundários, formando micro-colónias, e o conjunto de micro-colónias dá origem à estrutura final do biofilme. Ultra-estruturalmente, um biofilme consiste numa população de células bacterianas ligadas irreversivelmente a um substrato e envoltas numa matriz hidratada e polianiónica de EPS, proteínas, polissacáridos e ácidos nucleicos. As próprias bactérias representam uma fração variável do volume total do biofilme (normalmente 5-35%). Um biofilme maduro será uma comunidade metabolicamente ativa de microrganismos em que os indivíduos partilham tarefas e benefícios. Por exemplo, alguns microrganismos ajudam a aderir ao suporte sólido, enquanto outros (como o *Fusobacterium nucleatum)* criam pontes entre diferentes espécies. Isto significa a relevância de um biofilme polimicrobiano em relação a um biofilme monoespecífico. As caraterísticas fisiológicas dos microrganismos residentes num biofilme também oferecem uma resistência inerente aos agentes antimicrobianos. Espécies bacterianas como os estafilococos, enterococos, *Klebsiella pneumoniae, Pseudomonas* spp., etc., são inerentemente resistentes a muitos agentes antimicrobianos.[151]

Estas percepções baseavam-se em técnicas deficientes de observação direta, na medida em que a microscopia eletrónica exigia a desidratação completa das matrizes de biofilme altamente hidratadas e que a microscopia ótica era muito distorcida por efeitos de desfocagem. O microscópio confocal de varrimento a laser (CLSM) foi inventado nos anos 50, mas nunca foi utilizado para estudar bactérias porque todo o campo estava fixado no fenótipo planctónico. O CLSM produz cortes ópticos de estruturas complexas, de modo que os efeitos de desfocagem são removidos, e não requer preparação de amostras, de modo que os organismos vivos podem ser observados se a fluorescência puder ser introduzida para visualizar as células. O primeiro exame de biofilmes vivos utilizando CLSM produziu toda uma série de revelações que constituem a base dos actuais conceitos de biofilme.[151]

O mais importante foi a observação de que os biofilmes desenvolvidos não são monocamadas estruturalmente homogéneas de células microbianas numa superfície. Pelo contrário, podem ser descritos como heterogéneos, tanto no tempo como no espaço. O elemento básico ou unidade estrutural do biofilme é a microcolónia, e a elucidação dos processos básicos do biofilme, como a deteção de quorum, a resistência antimicrobiana e o desprendimento, pode depender da compreensão das interações fisiológicas das microcolónias no interior de um biofilme desenvolvido. Os biofilmes vivos, totalmente hidratados, são compostos por células (15% em volume) e por material da matriz (85% em volume), estando as células localizadas em "torres" e "cogumelos" fechados pela matriz. Entre as microcolónias que contêm as células sésseis encontram-se canais de água abertos e as técnicas físicas demonstraram que a água a granel destes sistemas entra nestes canais para produzir um fluxo convectivo.[151]

Com a CLSM, as observações diretas de biofilmes vivos, desde biofilmes de laboratório de uma única espécie até comunidades complexas de múltiplas espécies que crescem em ecossistemas naturais, mostraram que esta estrutura básica da comunidade é universal, com algumas pequenas variações. É difícil ilustrar as dimensões dinâmicas, que são muito importantes nos biofilmes, utilizando trabalhos impressos e figuras bidimensionais, mas podemos utilizar a imagem de uma floresta de torres de borracha, cada uma das quais está ligada à superfície colonizada. O exame direto de biofilmes em ambientes de alto cisalhamento mostrou que cada microcolónia é deformada por estas forças, formando uma forma de girino que oscila no fluido a granel.[151]

A caraterística estrutural dos biofilmes que tem maior impacto no resultado das infecções bacterianas crónicas, como a endocardite de válvulas nativas, é a tendência das microcolónias individuais para se romperem e/ou destacarem quando a sua resistência à tração é excedida. Este desprendimento de microcolónias pré-formadas contendo células sésseis no fenótipo de biofilme resistente a antibióticos representa um risco muito grave de êmbolos infecciosos no primeiro leito capilar que é encontrado. Este desprendimento de microcolónias de

Os biofilmes pré-formados nas válvulas cardíacas podem levar a acidentes vasculares cerebrais ou a sequelas pulmonares graves, e as suas consequências são bem reconhecidas pela comunidade clínica. [151]

Uma vez que o canal radicular é infetado coronalmente, a infeção progride apicalmente até que os produtos bacterianos ou as próprias bactérias estejam em condições de estimular os tecidos periapicais, levando assim à periodontite apical. As infecções endodônticas têm uma natureza polimicrobiana, com as bactérias anaeróbias obrigatórias a dominarem conspicuamente a microbiota nas infecções primárias. Existem vários microrganismos relacionados com infecções intra-radiculares e extra-radiculares e organismos envolvidos na infeção persistente.[151]

Infecções intrarradiculares :-

Os agentes patogénicos endodônticos que causam as infecções intra-radiculares primárias são os seguintes[151]

I. Os bastonetes anaeróbios Gram-negativos de pigmentação negra incluem espécies anteriormente conhecidas como *Bacteroides melaninogenicus*. Estas bactérias foram reclassificadas em dois géneros: (a) Espécies sacarolíticas - *Prevotella*

(b) Espécies sacarolíticas - *Porphyromonas*.

a) As PrevoteZZaspecies detectadas em infecções endodônticas incluem

- *Prevotella intermedia*
- *Prevotellanigrescens*
- *Prevotellatannerae*
- *Prevotellamultissacharivorax*
- *Prevotellabaroniae*
- *Prevotelladenticola.*

b) *As espécies de Porphyromonass* detectadas em infecções endodônticas incluem

- *Porphyromonasendodontalis* e
- *Porphyromonas gingivalis*.

II. *A Tannerella forsythia* (anteriormente denominada *Bacteroides forsythusox Tannerellaforsythenis)* foi o primeiro agente patogénico periodontal a ser detectado na infeção endodôntica.

III. *Os dialisterspeeies* são coccobacilos Gram-negativos asacarolíticos obrigatoriamente anaeróbios que têm sido consistentemente detectados em infecções endodônticas.

   a) *Dialisterpneumosintes*
   b) *Dialisterinvisus*.

IV. *A Fusobacterium* é também um membro comum da microbiota endodôntica.

   a. *Fusobacterium nucleatum*
   b. *Fusobacteriumperiodonticum*

V.   As espiroquetas são bactérias Gram negativas altamente móveis, em forma de espiral, com flagelos periplasmáticos. Todas as espiroquetas orais pertencem ao género *TreponemaPxeNaieni* espécies são

   a. *Treponema denticola*
   b. *Treponema sacranskU*
   c. *Treponemaparvum*
   d. *Treponema maltophilum* e
   e. *Treponema Iecithinolyticum*.

VI.   Foram também encontrados bastonetes anaeróbios Gram positivos no microbiota endodôntico, como

       a. Pseudoramibacteralactolyticus

       b. Filifactoralocis

       c. Actinomyces spp.

       d. Propionibacteriumpropionicum

       e. Olsenella spp.

       f. Slackiaexigua

       g. Mogibacteriumtimidum e

       h. Eubacterium spp.

VII.   Cocos Gram positivos que estão presentes na infeção endodôntica:

       a. Parvimonas micra (anteriormente designado por Peptostreptococcus micros ou Micromonas micros)

       b. Streptococcus spp. Incluem-se muito Streptococcus anginosus Streptococcus mitisi Streptococcus sanguinis

       c. Enterococcusfaecalis.

VIII.   *Outras spp. bacterianas muito presentes em valores baixos a moderados incluem*

       a. Campylobacter spp. que são bastonetes anaeróbios Gram negativos; as espécies comuns são Campylobacter rectus e Campylobacter gracilis.

       b. Catonelamórbico que é um bastonete Gram negativo anaeróbio obrigatório sacarolítico

       c. Veillonellaparvula

       d. Eikenellacorrodens

e. *Granulicatellaadiacens*

f. *Neisseria mucosa*

g. *CentipedaperiodontH*

h. *Gemellamorbillorum*

i. *Capnocytophaga gingivalis*

j. *Corynebacterium matruchotH*

k. *Bifidobacterium dentium*

l. *Lactobacilos anaeróbios.*

IX. Para além destes, existem vários filotipos não cultivados que podem não ser reconhecidos, mas que desempenham um papel na patogénese da periodontite apical, tais como

a. *Clone oral de Dialister BSO16*

b. *Migasphaera oral clone BSO16*

c. *Solobactérias*

d. *Olsenella*

e. *Eubactérias*

f. *Cytophaga*

g. *Lachnospiraceae clone oral 55A-34*

h. *Veillonella oral clone BP 1-85*

i. *Bacteroidetes oral clone XO 83*

j. *Clone oral de Prevotella PUS 9.180*

k. *Eubacterium oral clone BP 1-89 e*

l. *Lachnospiraceae clone oral MCE 7-60.*

m. *Outros microrganismos nas infecções endodônticas*

Fungos - nomeadamente, *Candida* spp. (por exemplo,) *Candida albicans*

Archaea - Trata-se de um grupo diverso de procariotas que são distintos das bactérias. São tradicionalmente reconhecidas como extremófilas, mas recentemente descobriu-se que estes microrganismos se desenvolvem em ambientes não extremos, incluindo o corpo humano. As archaea metanogénicas foram detectadas na doença periodontal e na periodontite apical crónica[H].

Vírus - Os vírus são partículas estruturalmente compostas por uma molécula de ácido nucleico (ADN ou ARN) e um revestimento proteico. Estes vírus necessitam de células hospedeiras viáveis para infetar e utilizam a maquinaria da célula para replicar o genoma viral. Por isso, não podem sobreviver num canal radicular necrótico.

A presença de vírus no canal radicular foi relatada apenas para polpas vitais não inflamadas de pacientes infectados com o vírus da imunodeficiência humana e vírus do herpes, onde as células vivas são encontradas em abundância.Entre os *Herpes* spp. o citomegalovírus humano e o vírus Epstein-Barr podem estar implicados na patogénese da periodontite apical.[151]

Infecções extra-radiculares

Os microrganismos intra-radiculares restringem-se normalmente ao canal radicular devido à barreira de defesa. Em circunstâncias específicas, os microrganismos podem ultrapassar esta barreira de defesa e estabelecer uma infeção extra-radicular. Isto pode levar ao desenvolvimento de um abcesso apical agudo com inflamação purulenta no tecido periapical. As infecções extra-radiculares são dependentes ou independentes de uma infeção intra-radicular. Os microrganismos dominantes presentes são bactérias anaeróbias:-

a) *Actinomyces* spp.

b) *Propionibacteriumpropionicum*

c) *Treponemaspp*

d) *Porphyromonasendodontalis*

e) *Porphyromonas gingivalis*

f) *Treponemaforsythia*

g) *Prevotella* spp.

h) *Fusobacterium nucleatum.*

Bactérias persistentes nos procedimentos de desinfeção intracanal e após o tratamento dos canais radiculares

Alguns microrganismos são resistentes ao tratamento antimicrobiano e podem sobreviver no canal radicular após a preparação biomecânica.

I. Os bastonetes anaeróbios Gram-negativos mais comuns são :

a) *Fusobacterium nucleatum*

b) *Prevotella spp. e*

c) *Campylobacter rectus.*

II. As bactérias Gram positivas mais comuns são :

a) *Estreptococos (Streptococcus mitis, Streptococcus gordonii, Streptococcus anginosus, Streptococcus oralis)*

b) *LactobacilH (Lactobacillusparacasei eLactobacHlusacidophilus)*

c) *Staphylococci*

d) *Efaecalis*

e) *Olsenellauli*

f) *Parvimonasmicra*

g) *Pseudoramibacteralactolyticus*

h) *Propionibacteriumspp.*

i) *Actinomycesspp.*

j) *Bifidobacteriumspp.*

k) *Eubacterium spp.*

Das *Porphyromonasspp,* apenas *P. endodontalis e P. gingivalis* foram consistentemente encontradas em infecções endodônticas, e parecem desempenhar um papel importante na etiologia de diferentes formas de lesões de periodontite apical, incluindo abcessos apicais agudos. *ʳA Xannerella forsythia* (anteriormente denominada *Bacteroides forsythusox Tannerellaforsythensis)* é um reconhecido agente patogénico periodontal que foi detectado pela primeira vez em infecções endodônticas através de PCR simples específica da espécie. Vários estudos utilizando diferentes técnicas de biologia molecular independentes da cultura, tais como PCR simples ou aninhada específica da espécie, hibridação em checkerboard e microarray confirmaram que *a T. forsythia* é um membro comum da microbiota associada a diferentes tipos de infecções endodônticas, incluindo abcessos. *As espécies de dialisters* são coccobacilos Gram-negativos anaeróbicos obrigatórios que representam outro exemplo de bactérias que foram consistentemente detectadas em infecções endodônticas somente após o advento das técnicas de biologia molecular. *Dialisterpneumosintes e* o recentemente descrito *Dialisterinvisusaxe* estão entre as espécies mais frequentemente detectadas em infecções endodônticas primárias assintomáticas e sintomáticas em vários estudos moleculares.[30]

As espécies de *Fusobacterium* também são membros comuns da microbiota endodôntica em infecções primárias, incluindo abcessos, sendo o

Fusobacterium nucleatum o representante mais frequente do género. As abordagens de tipagem microbiana baseadas em PCR revelaram que diferentes tipos clonais de *F. nucleatum podem* ser isolados da mesma *eanaXFusobacterium periodonticum* foi detectado em abcessos agudos de origem endodôntica por hibridação em tabuleiro de xadrez. As espiroquetas são bactérias Gram-negativas altamente móveis, em forma de espiral, com flagelos periplásmicos que se originam em pólos opostos da célula e, normalmente, são suficientemente longos para se sobreporem perto do meio do corpo celular. Todas as espiroquetas orais pertencem ao género *Treponema,* que tem sido associado a várias doenças orais.[30]

Durante muitos anos, as espiroquetas foram observadas em amostras de infecções endodônticas por microscopia, mas nunca foram identificadas de forma fiável ao nível da espécie. Os métodos de biologia molecular independentes da cultura permitiram a especiação de espiroquetas em infecções endodônticas e revelaram que todos os treponemas orais até agora designados podem ser encontrados em infecções endodônticas primárias. Os treponemas mais prevalentes nas infecções de origem endodôntica são o *Treponema denticolaa&d o Treponema socranskU.* As espécies *Treponema parvum, Treponema maltophilum* e *Treponema Iecithinolyticum* são moderadamente prevalentes.

Os bastonetes anaeróbios Gram-positivos também foram encontrados como membros comuns da microbiota associada a infecções endodônticas primárias. Destes, *PseudoramihacieralaciolviicusdN>* foi detectado por estudos dependentes e independentes da cultura em frequências tão elevadas como o mais prevalente Gram-negativo *SpQQiQaFilifactoralocisd* um bastonete obrigatoriamente anaeróbio que só ocasionalmente tinha sido isolado de infecções do canal radicular por cultura, mas um estudo recente de PCR aninhado específico da espécie detectou esta espécie em cerca de metade dos casos de infecções endodônticas primárias. *Actinomyces* spp, *Propioni- bacterium propionicum, Olsenellaspp, Slackiaexigua, Mogibacteriumtimidum* e *Eubacterium* spp também foram relatados como ocorrendo em canais radiculares infectados em prevalência relativamente alta.[30]

Campylobacter spp, incluindo *Campylobacter rectus* e *Campylobacter gracilis,* são bastonetes anaeróbios Gram-negativos que foram detectados em infecções endodônticas primárias, mas com valores de prevalência baixos a moderados. *Catonellamorbi,* um bastonete Gram-negativo sacarolítico obrigatoriamente anaeróbio associado à periodontite marginal, foi encontrado em cerca de um quarto dos casos de infecções endodônticas primárias através de uma abordagem de PCR aninhada.

Outras bactérias detectadas mais esporadicamente nas infecções primárias incluem *Veillo- nellaparvula, Eikenellacorrodens, Granulicatellaadiacens, Neisseria mucosa, CentipedaperiodontH, Gemellamorbillorum, Capnocytophaga gingivalis, Cory- nebacteriummatruchotU, Bifidobacterium dentium* e lactobacilos anaeróbios. Estudos utilizando PCR de largo espetro associado à análise de bibliotecas de clones ou T-RFLP indicaram que bactérias ainda não cultivadas podem participar de infecções endodônticas - mais de 40 a 55% da microbiota endodôntica é composta de filotipos bacterianos, ou seja, espécies que são conhecidas apenas por uma sequência do gene 16S rRNA e que ainda não foram cultivadas e totalmente caracterizadas. Além disso, vários filotipos ainda não cultivados relacionados com os géneros *Dialister, Megasphaera, Solobacterium, Olsenella,*

Eubacterium e *Cytophaga,* bem como filotipos relacionados com a família *LachnospiraceaehaNe* foram identificados em infecções endodônticas primárias.[30]

Outros microorganismos nas infecções endodônticas primárias:-

FUNGI

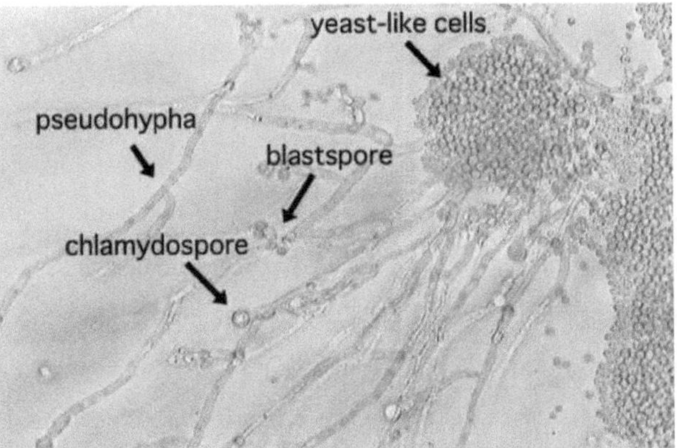

Figura 41. Fungos

Embora os fungos sejam membros da microbiota oral, particularmente *Candida* spp, só ocasionalmente foram encontrados em infecções primárias dos canais radiculares, apesar de um estudo molecular recente ter relatado a ocorrência de *Candida albicans* em 21% das amostras de infecções primárias dos canais radiculares.

ARCHAEA

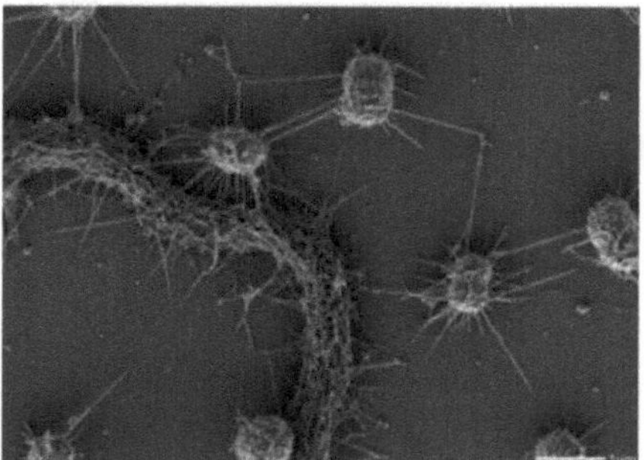

Figura 42. Archaea

As Archaea constituem um grupo de procariotas muito diversificado, distinto das bactérias. Os membros deste domínio têm sido tradicionalmente reconhecidos como extremófilos, mas recentemente descobriu-se que alguns destes microrganismos também se desenvolvem em ambientes não extremos, incluindo o corpo humano. Até à data, nenhum membro do domínio *Archaea* foi descrito como um agente patogénico para o ser humano. No entanto, foram detectadas archaea metanogénicas em amostras de placa subgengival associadas a doença periodontal. Apenas dois estudos moleculares pesquisaram amostras endodônticas para detetar a presença de archaea, com resultados contraditórios. Enquanto um estudo não conseguiu detetar estes microrganismos em canais radiculares necróticos, outro estudo detectou archaea metanogénicas em 25% dos canais de dentes com periodontite apical crónica.

VÍRUS

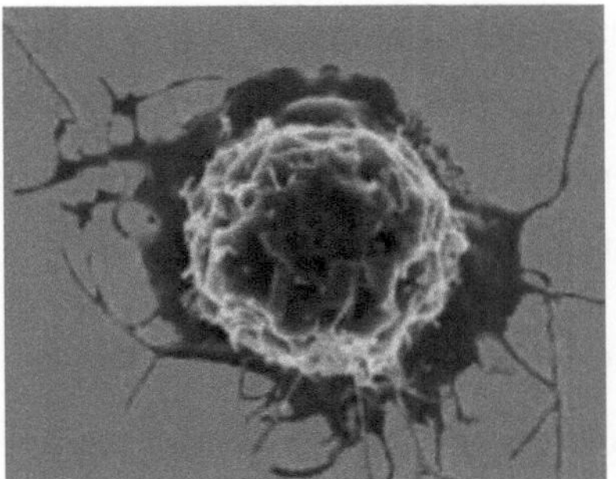

Figura 43. Vírus

Os vírus são partículas estruturalmente compostas por uma molécula de ácido nucleico (ADN ou ARN) e um revestimento proteico. Uma vez que os vírus necessitam de células hospedeiras viáveis para infetar e utilizar a maquinaria da célula para replicar o genoma viral, não podem sobreviver num canal radicular que contenha tecido pulpar necrótico. A presença de vírus no canal radicular foi relatada apenas para polpas vitais não inflamadas de pacientes infectados com o vírus da imunodeficiência humana, por outro lado, os vírus do herpes foram detectados em lesões de periodontite apical, onde células vivas são encontradas em abundância. Dos oito vírus herpes humanos atualmente identificados, o citomegalovírus humano (HCMV) e o vírus Epstein-Barr (EBV) têm sido associados à patogénese de diversas formas de doenças periodontais.

Mais recentemente, estudos de biologia molecular, utilizando PCR simples ou RT-PCR, detectaram vírus herpes em amostras de lesões de periodontite apical, tendo sido sugerido um papel patogénico. Os transcritos do HCMV e do EBV foram encontrados em frequências elevadas na presença de sintomas, em lesões com elevada ocorrência de bactérias anaeróbias e em casos de grande destruição óssea periapical.Foi levantada a hipótese de que o HCMV e o EBV podem estar implicados na patogénese da periodontite apical como resultado direto da infeção e replicação do vírus ou como resultado de uma deficiência induzida pelo vírus nas defesas locais do hospedeiro, o que pode dar origem a um crescimento excessivo de bactérias patogénicas na parte muito apical do canal radicular.[30]

Micróbios e tratamento endodôntico mal sucedido

A presença de microorganismos na polpa dentária está diretamente associada ao desenvolvimento de doença periapical. Após a preparação biomecânica do canal radicular infetado com agentes antimicrobianos, seguida de uma obturação óptima e de procedimentos de restauração coronária, é de esperar um resultado favorável a longo prazo. No entanto, por vezes pode ocorrer o fracasso do tratamento do canal radicular, particularmente na presença de infeção intra-radicular persistente ou secundária. É do conhecimento geral que a microbiota associada ao insucesso do tratamento endodôntico difere da associada às infecções primárias do canal radicular. Estudos de cultura mostraram que as infecções primárias do canal radicular são polimicrobianas e dominadas por anaeróbios, enquanto as infecções secundárias do canal radicular são compostas por menos espécies que são dominadas por bactérias Gram-positivas facultativamente anaeróbias, principalmente *Enterococcus* sp. Mais recentemente, análises baseadas em PCR de sequências de rDNA 16S em amostras de canais radiculares indicaram que a microbiota associada a infecções de canais radiculares fracassadas é mais diversificada do que anteriormente considerado, embora o *E. faecalis* ainda esteja frequentemente presente.[30]

Os microrganismos encontrados em dentes tratados endodonticamente com insucesso permaneceram no canal radicular devido a um tratamento anterior ou entraram após o tratamento através de fuga. Independentemente da metodologia utilizada para o processamento de amostras clínicas, não é possível diferenciar entre células viáveis ou ADN remanescente de infecções primárias e novos microrganismos que contribuem para a infeção secundária. Os remanescentes da microbiota original teriam de ter mantido a viabilidade ao longo dos procedimentos de tratamento, incluindo a exposição a desinfectantes e, posteriormente, adaptado a um ambiente de canal radicular em que a disponibilidade de uma variedade de nutrientes é mais limitada devido à falta de tecido pulpar. Isto pode ocorrer como resultado da incapacidade dos procedimentos de instrumentação quimio-mecânica para desbridar completamente o sistema de canais radiculares numa única visita e devido à localização inacessível das bactérias nos istmos, canais acessórios e regiões apicais dos canais.

Num estudo recente, a espécie cultivável pré-dominante recuperada de dentes obturados com lesões periapicais persistentes e fugas coronais foi o *Staphylococcus , o que* difere dos resultados dos estudos que recolheram amostras de dentes intactos.[30] Apesar das limitações acima referidas, vários estudos independentes demonstraram que determinados microrganismos foram repetidamente recuperados de dentes infectados previamente obturados. Para além dos enterococos, estes são principalmente *Actinomyces,* propionibactérias, leveduras e estreptococos, com relatos ocasionais de outros tipos. Estes serão discutidos a seguir.

ENTEROCOCCUS

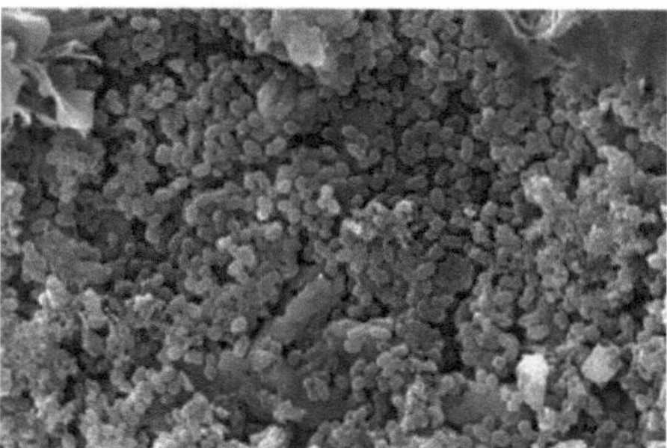

Figura 44. Enterococcus Faecalis

<u>Descrição</u>

O Enterococcus é um género de bactérias cocóides Gram-positivas facultativamente anaeróbias que, até 1984, eram classificadas como Estreptococos do Grupo D. As células enterocócicas são ovóides e ocorrem isoladamente ou em pares ou cadeias curtas e podem crescer a temperaturas que variam entre 10 e 45 C. *O E. faecalis e o E. faecium* são as espécies enterocócicas mais comuns encontradas nos seres humanos. A resistência múltipla aos antibióticos por *E. faecalis* é um fator importante na sua proeminência nas infecções nosocomiais.

E. faecalis apresenta uma resistência intrínseca a muitos antibióticos, por exemplo, aos antibióticos b-lactâmicos, à maioria dos aminoglicosídeos e à clindamicina, e pode normalmente albergar múltiplos determinantes de resistência a antibióticos transportados em plasmídeos transferíveis. A cavidade oral é um reservatório potencial de *E. faecalis* para a entrada nos canais radiculares. Os enterococos foram detectados em amostras de múltiplos locais orais em 75% de oito pacientes endodônticos, mas os enterococos subgengivais foram recuperados em apenas 1% de 100 pacientes com periodontite de início precoce e em 5,1% de 545 pacientes com periodontite em adultos. A prevalência oral de *E. faecalis* pode variar de acordo com o local de amostragem e a condição periodontal; *E. faecalis* foi detectado mais na língua do que no sulco gengival, no enxaguamento oral e nas amostras do canal radicular, e em números proporcionalmente maiores de pacientes com gengivite/periodontite em comparação com aqueles com periodonto saudável

<u>Prevalência de enterococos em dentes previamente obturados:</u>

Tanto os estudos de cultura como os estudos de base molecular demonstraram que *a E. faecalis* também pode ser recuperada de canais radiculares com infecções primárias.^. *faecalis* foi repetidamente identificada como a espécie mais frequentemente recuperada de canais radiculares de dentes com tratamento de canal falhado e infecções persistentes do canal radicular.As estirpes foram recuperadas de aproximadamente um terço dos canais radiculares de dentes tratados endodonticamente falhados em estudos de cultura e mais de 70% utilizando métodos de deteção baseados em PCR.

As diferentes taxas de prevalência de enterococos em canais radiculares infectados podem ser uma consequência da localização geográfica. Podem também dever-se a diferenças nos métodos de amostragem clínica e análise de amostras, particularmente desde a introdução de métodos moleculares para analisar amostras de canais radiculares. Por exemplo, utilizando técnicas de amostragem e cultura baseadas no método "gold standard" de Moller, *E. faecalis* foi recuperado de amostras de canais radiculares em 30% dos casos positivos para cultura.

Em contraste, as investigações que utilizaram a PCR de ponto final baseada no 16S rDNA indicaram que *o E. faecalis* foi detectado em 77% das amostras de 22 dentes tratados endodonticamente com insucesso e submetidos a retratamento e em 67% dos 30 casos de infecções endodônticas persistentes associadas a dentes obturados.5% de 88 amostras por cultura e qPCR, respetivamente, e em mais dentes obturados com insucesso do que em amostras de infecções primárias. O *C. faecalis* foi até três vezes mais prevalente em infecções de canais radiculares reincidentes do que em infecções primárias, amostradas após o acesso, após a instrumentação/irrigação e após o tratamento com hidróxido de cálcio.[30] A informação sobre a prevalência de enterococos em dentes obturados sem sinais de periodontite apical, mas que receberam retratamento endodôntico por razões técnicas, pode ajudar a elucidar a sua importância na infeção persistente.

<u>Papel potencial dos enterococos no insucesso do tratamento do canal radicular:</u>

Apesar da sua recuperação frequente, ainda não é claro se *a E. faecalis* desempenha um papel significativo na patogénese das infecções dos canais radiculares humanos. Em estudos relativos à sobrevivência de estirpes bacterianas selecionadas inoculadas em canais radiculares de macacos, após 8-12 meses, *a E. faecalis* foi a única espécie a ser re-isolada de todos os 24 canais radiculares, bem como a produzir evidência radiográfica de periodontite apical em todos os casos. Só na presença de outras espécies numa "coleção de oito estirpes" é que o tamanho da lesão foi maior.Foi levantada a hipótese de que, nas infecções periapicais que envolvem *E. faecalis,* os danos nos tecidos podem ser predominantemente causados pela resposta do hospedeiro à bactéria, em vez de danos diretos causados por produtos bacterianos. -Assim, a recuperação repetida de enterococos de amostras do canal radicular pode, em vez disso, representar uma capacidade de sobrevivência no canal radicular. Está bem estabelecido que *a E. faecalis* tem a capacidade de sobreviver em várias condições ambientais de stress, incluindo a sobrevivência intracelular em macrófagos. *A E. faecalis* é capaz de entrar e recuperar do estado viável mas não cultivável (VBNC), uma estratégia de sobrevivência adoptada pelas bactérias quando expostas ao stress ambiental.

Foi sugerido que os enterococos podem ser selecionados nos canais radiculares submetidos a tratamento endodôntico padrão devido à sua baixa sensibilidade aos agentes antimicrobianos, incluindo a capacidade de resistir ao elevado pH dos agentes antimicrobianos habitualmente utilizados, como a pasta de hidróxido de cálcio. Outro mecanismo pelo qual a colonização de canais radiculares tratados com *E. faecalis* pode ocorrer é pela formação de co-agregados com outras espécies, por exemplo, *F. nucleatum*. As interações de agregação que ocorrem nas películas biológicas podem constituir um meio eficaz para a permanência de *E. faecalis* no canal radicular.

Além disso, à medida que os biofilmes de *E. faecalis* na dentina radicular amadurecem, apresentam a capacidade de calcificar, o que pode facilitar a sua estabilidade. Foram identificados factores de virulência com potencial para promover a adaptação e a sobrevivência em diferentes ambientes em enterococos recuperados de canais radiculares infectados, bem como de outras fontes. Estes incluem a proteína de superfície do enterococo (Esp), a proteína de ligação ao colagénio (Ace) e a AS, bem como 77

como factores que permitem a secreção de proteases (por exemplo, gelatinase) e toxinas (por exemplo, citolisina), Foi demonstrado que a produção de serina protease e de Ace por *E. faecalis* contribui para a capacidade de se ligar à dentina e que o AS pode promover a resistência à morte por neutrófilos humanos.De 31 estirpes de *E. faecalis* de canais radiculares infectados, os potenciais traços de virulência expressos incluíam a produção de gelatinase por 23 estirpes e a produção de AS por 16 estirpes em resposta a feromonas no filtrado de cultura de *E. faecalis*. As feromonas de *E. faecalis* foram quimiotácticas para neutrófilos humanos e desencadearam a produção de superóxido, bem como foram potentes agentes quimiotácticos para neutrófilos de ratos e induziram a enzima de grânulos lisossomais Secretiom.[30]

ESTREPTOCOCOS

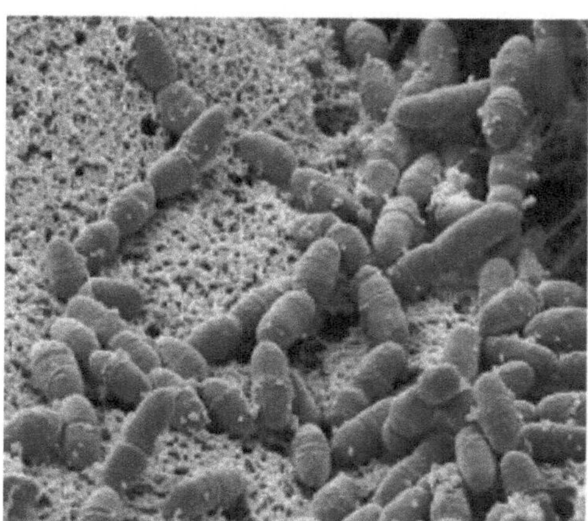

Figura 45. Streptococcus mutans

<u>Descrição</u>

Streptococcus é um género de bactérias Gram-positivas, asporogénicas, facultativamente anaeróbias, catalase-negativas ou cocóides. A sequenciação do gene 16S rDNA revelou pelo menos 50 espécies dentro do género

Streptococcus. Não são móveis e têm tipicamente cerca de 1 mm de diâmetro, ocorrendo em pares ou cadeias. Várias espécies podem formar cápsulas. *Os Streptococcus* fazem parte do microbiota comensal normal da boca, da pele, do intestino e do trato respiratório superior dos seres humanos. A classificação tradicional das espécies de *Streptococcus* baseava-se nas suas propriedades fenotípicas, com quatro grupos de espécies designados A, B, *C* e D. Muitos estreptococos do grupo D foram reclassificados como *Enterococcus*. As espécies individuais de estreptococos foram ainda classificadas em termos das suas propriedades hemolíticas, ou capacidade de lisar glóbulos vermelhos, como uma medida de virulência potencial. A hemólise "alfa" reduz o ferro na hemoglobina, resultando numa cor esverdeada no ágar sangue. Os estreptococos alfa-hemolíticos são normalmente referidos como estreptococos "viridans" e estão entre os principais microrganismos causadores de endocardite infecciosa. Os estreptococos beta-hemolíticos, por exemplo, *S. pyogenes,* têm sido implicados em bacteriemia e numa série de infecções estreptocócicas, incluindo faringite, febre reumática e glomerulonefrite aguda. Outra espécie estreptocócica oral importante é o *S. gordonu(t'e>mcv\ \ S. sanguis),* um habitante normal da cavidade oral e um colonizador precoce na formação da placa dentária. *O S. gordonu \ ^* é um agente causador de endocardite infecciosa, potencialmente devido, em parte, à sua capacidade de evitar a morte de leucócitos polimorfonucleares (PMN), à presença de uma adesão de ligação ao ácido siálico e à capacidade de algumas estirpes agregarem plaquetas.

<u>Prevalência de estreptococos em dentes previamente obturados</u>

Estudos de cultura mostraram que, em dentes com sinais clínicos e radiográficos de periodontite apical, os estreptococos (e lactobacilos) parecem sobreviver após o tratamento do canal radicular, embora com menos frequência do que os enterococos. Nos dentes com periodontite apical que receberam tratamento endodôntico, os estreptococos mais frequentemente isolados foram *S. gordonii, S. anginosus* e *S. oralis*. Em mais da metade das amostras positivas para cultura, *S. gordonii* e *S.* ora/Astill predominaram nas amostras subsequentes. *Streptococcus intermedius, S. anginosus, S. oralis* e *S. gordonii* recuperados dos canais radiculares foram fortes produtores de proteínas extracelulares, sugerindo que estas espécies podem desempenhar um papel significativo na periodontite apical pós-tratamento. Normalmente, os estreptococos recuperados de lesões periapicais só raramente são resistentes aos antibióticos habitualmente utilizados para o tratamento da infeção endodôntica.

<u>Papel potencial dos estreptococos no insucesso do tratamento do canal radicular</u>

Em dentes obturados com lesões periapicais persistentes, foram observadas associações positivas significativas entre a presença de um trato sinusal e *Streptococcus* spp e entre dentes não selados coronalmente e *Streptococcus* spp. Em dentes tratados endodonticamente associados a lesões periapicais assintomáticas em doentes, os estreptococos, bem como os estafilococos coagulase-negativos e *a P. aeruginosa*, foram os mais frequentemente isolados. Dos estreptococos orais, *S. mutans* tem sido o mais amplamente estudado. A transferência horizontal levou à distribuição generalizada de propriedades como a adesão, a tolerância ao ácido e as propriedades acidogénicas. Os factores de virulência do *S. mutans* são diversos e são frequentemente proteínas associadas à parede celular. Mais especificamente, as proteínas de ligação ao glucano participam na coesão da placa e podem desempenhar um papel na modulação da virulência. Os estreptococos também têm uma grande variedade de adesinas de superfície celular que facilitam a ligação a vários substratos, incluindo outras células bacterianas, células epiteliais e dentiu..S'. *gordonii* A proteína A de ligação à amilase funciona como uma adesão ao HAP revestido de amilase e na formação de biofilme suportado pela saliva humana. Foi sugerido que existe a possibilidade de a endocardite infecciosa resultar de bactérias originárias dos canais radiculares em determinadas circunstâncias. Por exemplo, se as bactérias possuírem genes que codificam regiões de ligação funcionais da proteína de ligação à fibronectina estreptocócica e da proteína de ligação ao fibrinogénio estafilocócica, é possível a colonização bacteriana do endocárdio.[30]

ACTINOMYCES

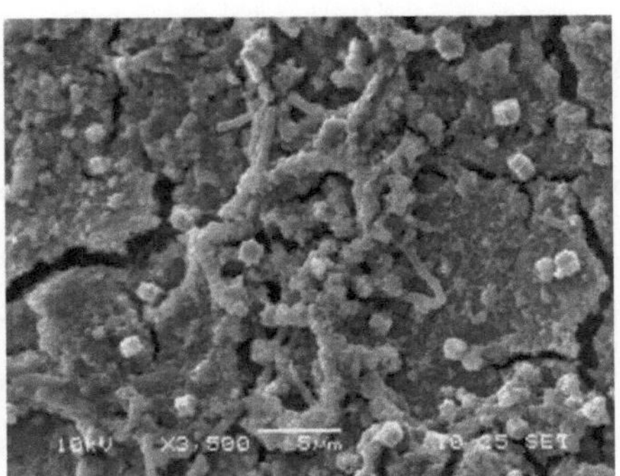

Figura 46. Actinomicetos

<u>Descrição</u>

As espécies de *Actinomyces* são bactérias Gram-positivas não formadoras de esporos que se apresentam como bastonetes, bastonetes ramificados ou filamentos, ou como micélios rudimentares. Todas as espécies podem crescer anaerobicamente. Muitas espécies de *Actinomyces* são comensais na cavidade oral, mas podem tornar-se agentes patogénicos oportunistas nos seres humanos. Ocasionalmente, causam actinomicose, uma doença caracterizada pela formação de abcessos na boca, nos pulmões ou no trato gastrointestinal. *O A. israelwn esteve* envolvido na osteoradionecrose dos maxilares em 1983. Recentemente, *Actinomyces* foi descrito como um agente patogénico importante na osteoradionecrose infetada após radioterapia para cancro da cabeça e do pescoço. As espécies de *Actinomyces* têm sido implicadas nas cáries radiculares. As espécies recuperadas de cáries radiculares activas incluem *A. israelii, A. naeslundU, Actinomyces gerencseriae, Actinomyces odontolyticus* e *Actinomyces yeoryiaeww com* mais de uma espécie isolada de lesões individuais. Em pacientes com dentes não vitais afectados periodontalmente, a bolsa periodontal pode constituir uma fonte de *Actinomyces*.

<u>Prevalência de Actinomyces em dentes previamente obturados</u>

Nas infecções primárias do canal radicular, não são raros os relatos de recuperação de *Actinomyces. O Actinomyces* foi predominante nos 5 mm apicais dos canais radiculares de dentes extraídos com exposições pulpares cariosas e lesões periapicais contíguas ao ápice da raiz em estudos de cultura. As espécies de *Actinomyces* também têm sido implicadas em infecções secundárias dos canais radiculares que não respondem ao tratamento convencional. No entanto, a maioria das informações limita-se às baseadas em relatos de casos após a recuperação de espécies de *Actinomyces* de lesões persistentes após a obturação do canal radicular, por vezes vários anos após a conclusão do tratamento. Também foi relatada a presença de *Actinomyces* num quisto periapical. As estirpes da espécie *Actinomyces radicidentis* foram encontradas pela primeira vez no canal radicular e nos abcessos periapicais de dois doentes com infecções persistentes após tratamento endodôntico. Desde então, houve relatos de recuperação de *A. radicidentis* de canais radiculares previamente preenchidos em pacientes endodônticos que apresentavam sinais e sintomas persistentes após o tratamento convencional do canal radicular e também em dois casos de infeção primária.

<u>Papel potencial dos Actinomyces no insucesso do tratamento do canal radicular</u>

As espécies de *Actinomyces* podem ser fimbriadas ou não fimbriadas. As fímbrias na superfície da parede celular de *A. israelii* podem ser detectadas por microscopia eletrónica. Noutros estudos realizados com cobaias, concluiu-se que a patogenicidade do *A. israelii* se deve à capacidade de os organismos filamentosos ramificados escaparem à eliminação pelas células fagocíticas do hospedeiro.

PROPIONIBACTERIUM

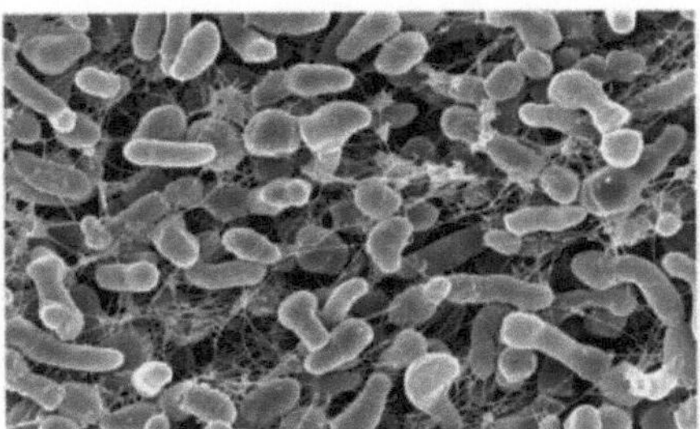

Figura 47. Propionibacterium

<u>Descrição</u>

As espécies de *Propionibacterium* são bastonetes anaeróbios Gram-positivos de crescimento lento, não esporulantes, com ácido propiónico, um produto final da fermentação. Embora as espécies de *Propionibacterium* sejam habitantes normais da pele e geralmente não sejam patogénicas, são também contaminantes comuns das culturas de sangue e de fluidos corporais. As propionibactérias cutâneas humanas incluem *P. acnés, Propionibacterium avidum, Propionibacterium granulosum, Propionibacterium innocuum* e *P. propionicum (também* designada *Propionibacterium propionicus* e anteriormente *Arachniapropionica). O P.propionicum* foi cultivado a partir de cáries coronais superficiais e profundas e de camadas profundas de dentina de canais radiculares infectados.

Prevalência de propionibactérias em dentes previamente obturados

O mesmo grupo relatou que o rDNA6S *do P. propionicum* foi detectado em amostras de 7/12 (58%) dentes obturados com lesões periapicais crónicas em comparação com 6/21 (29%) dentes não tratados previamente com lesões periapicais crónicas.Nos dentes com periodontite apical submetidos a tratamento de canal, a espécie de bastonete Gram-positivo mais frequentemente cultivada foi *P. propionicum, para* além de *O. uHe L. paracasei.* Espécies *de Propionibacterium* foram detectadas em casos de endodontia refratária e sobreviveram nos tecidos periapicais de um dente que não respondeu à terapia endodôntica convencional. *P. acnés* foi identificado no canal radicular e no sangue do mesmo paciente usando métodos moleculares.

Papel potencial das propionibactérias no insucesso do tratamento dos canais radiculares

A camada fibrilar superficial que faz parte de uma estrutura complexa da parede celular contribui para a resistência à fagocitose. Além disso, *a*

Propionibacterium pode sobreviver e persistir intracelularmente nos macrófagos. Foi demonstrado que *a P. acnés* sobrevive durante 8 meses em condições anaeróbias sem subcultura in vitro, o que sugere que também pode sobreviver em tecidos humanos com baixos potenciais de oxidação. As espécies de *Propionibacterium* produzem mediadores pró-inflamatórios, incluindo lipases, neuraminidases, fosfatases e proteases. Pensa-se que a sua virulência está associada a uma capacidade de causar danos diretos ao hospedeiro através de produtos extracelulares bioactivos e metabolitos. Em particular, *o P. acnés* pode induzir a produção de citocinas IL-la, IL- lb, IL-8 e fator de necrose tumoral (TNF)-a por monócitos e é um adjuvante potente em termos da capacidade dos seus produtos para modular a resposta imunitária a antigénios não relacionados. Até à data, parece não haver relatos de isolados de canais radiculares resistentes a antibióticos múltiplos. Os isolados de *P. acnés* de polpas necróticas foram sensíveis à amoxicilina, amoxicilina combinada com uavulanato e tetraciclina.[30]

YEASTS

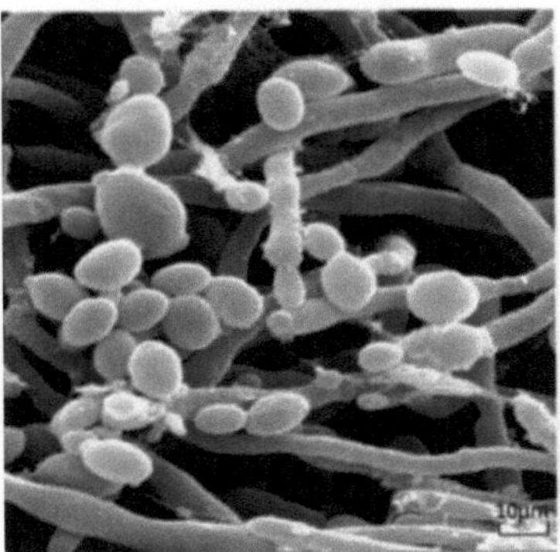

Figura 48. Levedura

As leveduras são fungos unicelulares. As leveduras mais relevantes do ponto

113

de vista clínico pertencem ao grande e heterogéneo género *Candida,* cujos membros fazem parte da microbiota comensal em muitas partes do corpo humano. As espécies de *Candida* podem também ser agentes patogénicos oportunistas, uma vez que têm a capacidade de colonizar e infetar quase todos os tecidos humanos. Representam 12% da bacteriemia em unidades de cuidados intensivos e são uma das principais causas de infecções em hospedeiros imunocomprometidos, causando candidíase sistémica em doentes gravemente imunocomprometidos. *A C. albicans* é a levedura oral mais comum, sendo outras espécies relevantes a *Candida glabrata, a Candida krusei* e *a Candida tropicalis.* As infecções por leveduras não-C. *albicans* podem ocorrer em doentes que receberam terapia antifúngica à base de azóis. As células de *C. albicans* são significativamente maiores do que as bactérias e podem alternar entre vários fenótipos diferentes de uma forma que é hereditária e reversível. *As Candida* spp reproduzem-se por meio de brotamento multilateral e podem formar biofilmes e tolerar uma gama de condições de pH. As paredes celulares são rígidas e contêm manano, glucano e quitina. A hidrofobicidade da superfície celular e o pH influenciam a aderência da *Candida* às células hospedeiras.

<u>Prevalência de jejuns em dentes previamente obturados :-</u>

Embora as leveduras sejam ocasionalmente recuperadas de infecções primárias do canal radicular, podem ser mais frequentemente recuperadas de canais radiculares de dentes obturados em que o tratamento falhou. As leveduras podem ter acesso ao canal radicular durante o tratamento através de contaminação. A presença de leveduras nos canais radiculares foi significativamente associada com a sua presença na saliva e com dentes não selados coronalmente. Embora pareça haver dados suficientes para considerar as leveduras como potenciais causas não bacterianas de insucessos endodônticos, não é claro se a prevalência de *Candida* é diferente em dentes com infecções primárias em comparação com infecções secundárias do canal radicular. Estudos de cultura mostraram que 10% dos casos primários envolviam a presença de *Candida* spp, em comparação com 15% e 3% dos dentes obturados com periodontite crónica. Usando PCR, *C. albicans* foi detectada em 21% dos canais radiculares infectados e 9% dos casos de terapia endodôntica fracassada. Juntamente com outras espécies, as leveduras foram cultivadas a partir de amostras colhidas de tecidos periapicais de dentes com periodontite apical refractária, mas não foram detectadas em aspirados de celulite/abscessos de origem endodôntica utilizando PCR.

<u>Papel potencial das leveduras no insucesso do tratamento do canal radicular:-</u>

Em 4 de 10 dentes extraídos com polpas necróticas e lesões periapicais, foi observada uma forte infeção por leveduras sob microscopia eletrónica de varrimento (SEM), e estudos subsequentes de SEM mostraram hifas e células de levedura em brotamento (blastosporos) penetrando nos túbulos dentinários, sugerindo que *a C. albicans* tinha uma afinidade com as estruturas dentárias. A penetração de *C. albicans* nos túbulos dentinários foi menor do que a *de E. faecalis* in vitro. A formação de biofilme espesso foi associada à presença da camada de esfregaço, sugerindo que esta proporcionava um substrato adequado para a fixação e o crescimento de *C. albicans*. As estirpes clínicas de *C. albicans* recuperadas de canais radiculares infectados em amostras na Finlândia revelaram diversidade genotípica e fenotípica, mas eram semelhantes às estirpes de outros locais orais e não orais, sugerindo que as estirpes de *C. albicans* de canais radiculares infectados não requerem caraterísticas únicas para existirem no ambiente do canal radicular. As leveduras podem desempenhar um papel importante nos casos de periodontite apical persistente, embora os mecanismos não sejam claros. Nair et al. estudaram infecções do canal radicular resistentes à terapia e encontraram organismos semelhantes a leveduras em dois de seis espécimes com microorganismos. Observou-se que *a C. albicans* se agrega a alguns estreptococos orais, um fenómeno que é reforçado quando a levedura se encontra numa fase de inanição. Co-agregados também se formam entre *C. albicans* e espécies orais *de Fusobacterium* e *Actinomyces* Caraterísticas de *C. albicans* que podem contribuir para a periodontite apical.[30]

OUTRAS ESPÉCIES

Espécies da família *Enterobacteriaceae* e dos géneros *Lactobacillus, Peptostreptococcus* e *Fusobacterium* também foram ocasionalmente cultivadas em dentes previamente obturados com raízes Foram observadas associações positivas entre lactobacilos e cocos Gram-positivos em dentes com periodontite apical submetidos a tratamento de canal. *Lactobacillus* é um género de bactérias Gram-positivas asporogénicas que são anaeróbias, microaerófilas ou facultativamente aeróbias e são geralmente consideradas não patogénicas, para além da sua associação com a cárie dentária. Em estudos baseados em culturas, os anaeróbios obrigatórios, peptostreptococos, foram ocasionalmente recuperados. A recuperação de peptostreptococos de dentes obturados com lesões periapicais persistentes foi significativamente associada à presença de sintomas clínicos e quando a terapia do canal radicular tinha sido concluída há mais de 3 anos. Utilizando métodos baseados em PCR, várias outras espécies foram identificadas como possíveis agentes patogénicos em amostras de dentes obturados com raízes que necessitavam de retratamento endodôntico. Estas incluem *P. alactolyticus* (52%), *D. pneumosintes (48⁰/o)*, e *F. alocis (48⁰/o)* em 22 dentes obturados com lesões periapicais persistentes selecionados para novo tratamento. Em ensaios de PCR, *T. forsythia* (anteriormente denominada *B. forsythus}* foi detectada em 14% das amostras de 14 dentes previamente obturados com raiz de uma população sul-coreana. *D. invisus, Synergistesorai* clone BA121, e *O. ulrforam* detectados em canais de dentes previamente tratados com infecções persistentes. A viabilidade, patogenicidade e porção relativa destas espécies nas infecções dos canais radiculares não foi estabelecida.[30]

8. FORMAÇÃO DO BIOFILME ENDODÔNTICO E MODELOS DE ESTUDO DO BIOFILME ENDODÔNTICO

Os biofilmes são formados por micróbios que crescem em associação na superfície de materiais inertes, aderindo depois por meio de uma matriz viscosa chamada exopolissacarídeos. Estes polímeros são segregados pelos micróbios do biofilme e mantêm as bactérias na superfície dos materiais. Os biofilmes naturais contêm microrganismos de diferentes espécies, tais como bactérias, fungos, algas, protozoários, etc. A notável resistência dos biofilmes a vários produtos químicos e a condições de privação de nutrientes tem intrigado os cientistas a investigar as propriedades e a estrutura dos biofilmes durante décadas. Os micróbios incorporados na matriz do biofilme partilham a carga metabólica como uma comunidade que "fala" entre si através da deteção de quorum. Apesar das dificuldades colocadas pelos biofilmes resistentes nas indústrias biomédica e alimentar, alguns deles podem ser extremamente benéficos. Os biofilmes estão atualmente a ser explorados para várias técnicas de bioremediação, tratamento de águas residuais e lixiviação de metais. Um desses biofilmes benéficos é um biofilme electroactivo, que constitui a base dos sistemas bio-electroquímicos.[152]

A formação de biofilmes é regulada por diferentes factores genéticos e ambientais. Estudos genéticos demonstraram que a mobilidade bacteriana, as proteínas da membrana celular, os polissacáridos extracelulares e as moléculas de sinalização desempenham papéis importantes na formação de biofilmes. A mobilidade bacteriana é possibilitada por dois tipos de crescimentos proteicos na superfície celular, os flagelos e as fímbrias. Os flagelos são crescimentos longos e espirais que permitem que as bactérias flutuem em meio líquido, e as fímbrias são crescimentos curtos e rectos que permitem movimentos limitados e espasmódicos das bactérias na superfície do substrato. Estudos microscópicos de estirpes de tipo selvagem e bactérias mutantes imóveis.[153]

Escherichia coli e *Pseudomonas aeruginosa* mostraram que ambos os tipos de mobilidade bacteriana são necessários para a formação de biofilme. A mobilidade bacteriana possibilitada pelos flagelos é necessária para estabelecer a ligação entre as bactérias e a superfície, enquanto a mobilidade possibilitada pelas fímbrias é necessária para a formação de microcolónias. Uma vez estabelecida a interação inicial, a ligação estável entre as bactérias e a superfície do substrato é mantida por proteínas específicas da membrana celular, as adesinas. Se a atividade das adesinas for inibida, não há formação de biofilme, o que foi comprovado por estudos realizados em *E. colt* e *Vibrio Cholerae.*

A matriz de polissacáridos extracelulares (EPS) tem um papel significativo na formação de biofilmes. Estudos de genética molecular em *P. aeruginosa* mostraram que a ativação dos genes necessários para a síntese de polissacáridos extracelulares ocorre após o estabelecimento de uma ligação estável entre as bactérias e a superfície do substrato. Estudos realizados com *Staphylococcus epidermidis* mostraram que as bactérias perdem a capacidade de formar biofilme se os genes responsáveis pela síntese da matriz EPS forem inactivados. A comunicação interactiva através de moléculas de sinalização permite que as bactérias se organizem numa comunidade, de modo a que o biofilme funcione como um organismo multicelular.[153]

Diferentes sinais do ambiente, como a disponibilidade de determinados nutrientes, a presença de oxigénio, a temperatura e o pH, participam na regulação da formação de um biofilme. Estudos sobre a formação de biofilme de *Listeria monocytogenes* mostraram que um nível demasiado baixo ou demasiado elevado de fosfatos no ambiente reduz a formação de biofilme, enquanto a presença de hidratos de carbono manose e trealose estimula a formação de biofilme. A formação de biofilme em *E. coU* é regulada pela presença de oxigénio. Em caso de fornecimento insuficiente de oxigénio, o biofilme não se forma, uma vez que as bactérias não podem aderir à superfície do substrato. Estudos sobre a influência da temperatura em *L. monocytogenes* mostraram que o biofilme não se formava se a temperatura fosse elevada, porque o processo de ligação das bactérias à superfície do substrato era inibido.

O pH ambiental também é importante para a formação de biofilme, o que foi demonstrado por estudos efectuados em *V. choleare*. O pH ótimo para a multiplicação de *V. cholerae* é de 8,2, e se o valor do pH for inferior a 7, ou seja, se a solução for ácida, a capacidade desta bactéria para formar um biofilme é reduzida devido ao facto de as células bacterianas perderem a sua mobilidade. Ao contrário da *V. cholerae*, as bactérias *S. epidermidis* e *E. colt* não necessitam de um ambiente alcalino para se multiplicarem, de modo a poderem formar um biofilme nos cateteres uretrais onde o pH da urina é ácido. [152]A formação do biofilme ocorre em várias fases. Na primeira fase, as bactérias deslocam-se para a superfície, o que pode ser conseguido de forma ativa ou passiva. Alguns microrganismos planctónicos nadam ativamente em direção a um local apropriado na superfície abiótica.

Outros organismos atingem a superfície por meio de forças fracas, como o movimento browniano, forças gravitacionais e de van der Waals, etc. Em

algumas circunstâncias, a condição de fluxo contínuo aproxima as bactérias
da superfície do suporte. As propriedades da superfície do suporte
desempenham um papel importante na determinação da adesão das
bactérias.[152]

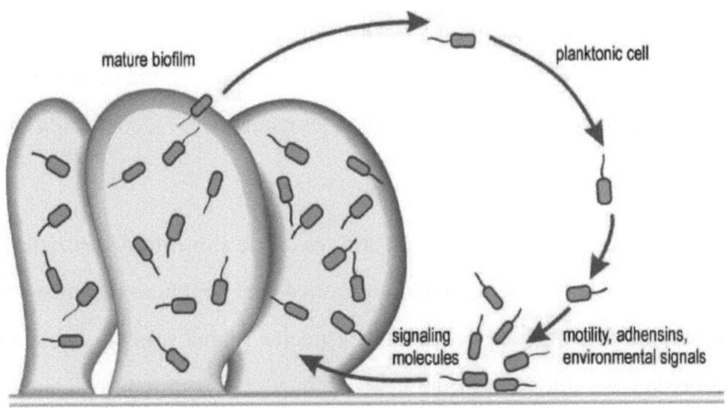

Figura 49. Formação de biofilme endodôntico

A segunda etapa corresponde ao desenvolvimento de micro-colónias
promovidas pelo crescimento e divisão das primeiras células aderentes
(colonizadores primários). As micro-colónias aumentam progressivamente
de tamanho e coalescem para formar a primeira camada de células que cobre
a superfície. Quando várias camadas de células se acumulam na superfície,
obtém-se a terceira etapa da formação, indicada pela presença de um biofilme
maduro caracterizado pela presença de macro-colónias rodeadas por canais
de água que ajudam a distribuir nutrientes e moléculas de sinalização.

Finalmente, para sobreviver quando os nutrientes se tornam limitados, ou
simplesmente para se espalhar e colonizar outros nichos, algumas células do
biofilme podem destacar-se individualmente ou em grupos. Em geral, a

dispersão do biofilme ocorre em resposta a alterações ambientais e depende das condições de crescimento.[59] As interações microbianas podem ter três tipos de resultados: um impacto positivo (vitória), um impacto negativo (perda) e nenhum impacto (neutro) nas espécies microbianas envolvidas. As combinações possíveis de resultados de ganho (+), perda (-) e neutro (0) para dois parceiros em interação permitem a classificação de vários tipos de interação. Por exemplo, diferentes espécies de bactérias podem cooperar na construção de um biofilme, que confere proteção dos membros em interação contra antibióticos, uma relação em que todos ganham (+/+), conhecida como mutualismo.

Outros exemplos de cooperação são certos casos de alimentação cruzada, em que duas espécies trocam produtos metabólicos em benefício de ambas. Em contrapartida, a competição entre duas espécies é uma relação clássica de perda-perda (-/-), que indica que duas espécies com nichos semelhantes se excluem mutuamente ou apresentam exclusão competitiva. Para além da cooperação ou competição típicas, as relações predador-presa e as relações hospedeiro-parasita são consideradas interações do tipo ganha-perde (+/-), que são comuns nas comunidades microbianas naturais e associadas ao hospedeiro. Por exemplo, o *S. mutans* na placa dentária pode produzir uma série de bacteriocinas que matam outras espécies relacionadas na comunidade, o que constitui uma interação típica do tipo "ganha-perde" (+/-). Na maioria dos ecossistemas, existem poucos casos de interação neutra ou nula (0) entre espécies da mesma comunidade. Estas interações microbianas baseiam-se em grande parte em estudos laboratoriais de espécies de microrganismos interessados.

Foram realizados relativamente poucos estudos para investigar as interações *in vivo* e os seus impactos a nível da comunidade até recentemente, quando as técnicas metagenómicas estão disponíveis para estudar uma comunidade inteira. No entanto, a deteção destas interações em comunidades microbianas naturais está longe de ser simples. Novas abordagens para investigar redes a nível da comunidade ou do ecossistema podem abrir caminho para modelos globais da dinâmica da comunidade e do ecossistema.

Em última análise, estes estudos ajudarão a prever o resultado das alterações da comunidade e os efeitos das perturbações em comunidades microbianas complexas.[154]

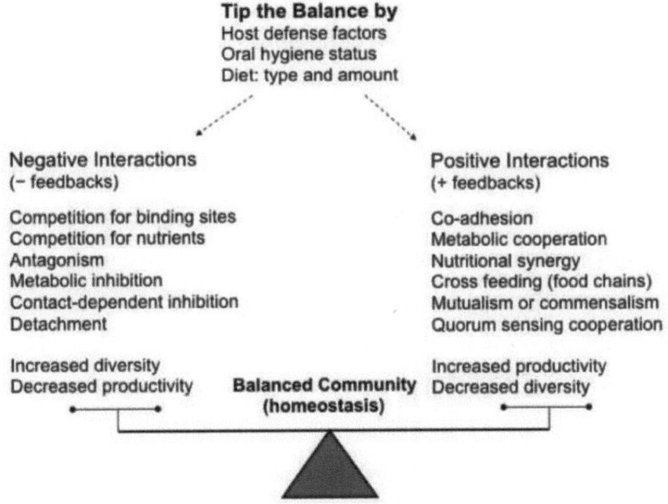

Figura 50. Homeostatística

Foi reconhecido que as comunidades microbianas associadas ao hospedeiro são geralmente caracterizadas por uma estabilidade notável entre as espécies componentes, apesar da exposição regular a perturbações ambientais e a numerosos factores de defesa do hospedeiro. A capacidade dos micróbios para manter a estabilidade da comunidade é designada por homeostasia. Pensa-se que a homeostase resulta de um equilíbrio dinâmico das interações microbiano-microbiano e microbiano-hospedeiro. Curiosamente, esta estabilidade numa comunidade microbiana está frequentemente associada a um estado saudável. No entanto, apesar do nosso conhecimento crescente da composição do microbioma humano, sabemos relativamente pouco sobre o que determina a homeostasia numa comunidade microbiana e quais os mecanismos envolvidos na manutenção da homeostasia.

Existem poucos estudos *in vivo* sobre a importância relativa das interações microbianas na manutenção da homeostasia microbiana. A maioria dos estudos caracterizou potenciais interações *in vitro*, partindo do princípio de que podem funcionar de forma semelhante *in vivo*. Foi proposto que a tendência de uma comunidade microbiana para manter a sua homeostasia aumenta frequentemente com a diversidade de espécies ou com uma maior complexidade biológica da comunidade. Este facto sugere que alguns mecanismos reguladores devem funcionar para favorecer o desenvolvimento da diversidade de espécies e da complexidade de uma comunidade microbiana. Quando a homeostase é perturbada numa comunidade, os mecanismos de autorregulação podem entrar em ação e restaurar o estado anterior de homeostase na comunidade. No entanto, nem sempre é certo quais os mecanismos reguladores que funcionam para manter a homeostasia numa comunidade. Estudos recentes revelaram que as comunidades microbianas mais estáveis contêm níveis elevados de diversidade de espécies com capacidades metabólicas complementares e aparentemente redundantes.
As interações microbianas nestas comunidades podem promover uma elevada riqueza de espécies e reforçar a estabilidade da comunidade durante perturbações ambientais. Claramente, a diversidade de espécies numa

comunidade microbiana é um indicador importante da homeostasia. A necessidade de diversidade microbiana na saúde pode sugerir que cada espécie pode desempenhar uma função específica que é necessária para manter a homeostasia numa comunidade.[154]

Estudos recentes sobre a dinâmica das comunidades microbianas demonstram que, embora as interações microbianas positivas, como a cooperação e o sinergismo, desempenhem um papel importante no aumento da produtividade da comunidade, as interações microbianas positivas podem ter custos para a comunidade, desestabilizando-a potencialmente. A cooperação microbiana é desestabilizadora para a comunidade porque introduz feedbacks positivos, que podem gerar efeitos de fuga. Por exemplo, quando duas espécies cooperam, um aumento na abundância de uma espécie aumenta a abundância da segunda, que por sua vez aumentará a abundância da primeira espécie e assim por diante. Se estes aumentos não forem suficientemente controlados por outros condicionalismos, podem conduzir a aumentos descontrolados das espécies cooperantes que podem causar o colapso das populações em interação e a desestabilização da comunidade.

Em contrapartida, as interações ou retroacções microbianas negativas, como a competição e o antagonismo, são consideradas como mecanismos importantes e essenciais para manter a homeostase das comunidades microbianas. Isto significa que a adição à comunidade de espécies que se dedicam principalmente a interações competitivas pode, de forma contra-intuitiva, ajudar a estabilizar a comunidade, atenuando os feedbacks positivos, impedindo a comunidade de cooperar até ao colapso. Os hospedeiros humanos e animais podem também suprimir as interações ou feedbacks positivos entre espécies cooperantes para estabilizar a comunidade. Os hospedeiros podem fazê-lo possivelmente através de três mecanismos. Em primeiro lugar, a resposta imunitária do hospedeiro pode ser uma força estabilizadora. Quando certas espécies de uma comunidade aumentam rapidamente em abundância, isso pode provocar uma resposta imunitária do hospedeiro, interrompendo as reacções positivas entre espécies cooperantes. Em segundo lugar, o hospedeiro poderia tentar bloquear as interações cooperativas entre as espécies, segregando-as espacialmente: quando as espécies crescem em locais separados, as suas interações serão enfraquecidas, impedindo assim as retroacções positivas. Em terceiro lugar, o hospedeiro pode alimentar os microrganismos para reduzir a cooperação entre as espécies, fornecendo-lhes fontes de carbono alternativas, de modo a que estas espécies deixem de depender tanto dos seus parceiros cooperativos. A análise do microbioma intestinal do rato revela que as interações cooperativas são raras no microbioma intestinal (apenas 10% das interações entre pares são mutuamente benéficas), possivelmente devido ao seu efeito desestabilizador.

Um fator adicional inexplorado que poderia conduzir à estabilidade da comunidade é a seleção natural tanto nos microbiomas como nos hospedeiros. O microbioma humano é o produto de longos processos adaptativos das espécies constituintes, das suas interações e dos factores do hospedeiro que regem o seu crescimento. Dada a possibilidade de a seleção conduzir as comunidades a uma maior estabilidade, será importante verificar não só de que forma as interações entre as espécies afectam a estabilidade em média, mas também quais são as caraterísticas das comunidades mais estáveis e se são alcançáveis pela evolução. Os trabalhos sobre comunidades animais e vegetais mostraram que os factores que diminuem a estabilidade das comunidades podem também, contra-intuitivamente, estar sobre-representados nas comunidades mais estáveis. Estas abordagens serão fundamentais para compreender a ecologia evolutiva das comunidades microbianas, ajudando a manipular as espécies componentes das comunidades para promover microbiomas estáveis e a saúde dos hospedeiros.[154]

MODELOS PARA ESTUDAR BIOFILMES

Os modelos de cultura microbiana em laboratório simulam o ambiente oral para o estudo da cariologia. Ao contrário dos estudos in vivo, não têm problemas relacionados com a flutuação incontrolável do locus específico do ambiente oral.[155,156] Podem ser adoptadas duas abordagens microbiológicas complementares para gerar biofilme em modelos de cultura microbiana. A primeira é a evolução de um microcosmo de placa a partir da microflora oral natural. Um microcosmo é definido como "um subconjunto laboratorial do sistema natural do qual se origina e do qual também evolui".[157] As placas microcosmos são semelhantes à placa natural em termos de composição, crescimento, comportamento da acidez (pH), propriedades bioquímicas e (provavelmente) em termos de complexidade.

A segunda abordagem é a construção de consórcios de biofilme de espécies definidas com as principais espécies da placa bacteriana, ou uma mistura de diferentes espécies de bactérias orais adquiridas (como as bactérias da American Type Culture Collection (ACTT)). Os consórcios são mais simples do que os microcosmos de placa; têm a vantagem de incorporar espécies bacterianas individuais. Mesmo num método simples de cultura em lote, os consórcios orais multiespécies podem desenvolver biofilmes complexos no esmalte e na dentina que podem induzir lesões cariosas semelhantes às existentes in vivo. As concepções dos modelos de cultura microbiana laboratorial variam de acordo com o objetivo dos estudos laboratoriais.

Podem ser classificados como sistema fechado e sistema aberto. Cada sistema é um compromisso entre a realidade do ecossistema in vivo e a simplificação do sistema. No entanto, um modelo e um estudo bem concebidos permitem aos investigadores obter resultados significativos e úteis.[157]

<u>O modelo de biofilme de célula de fluxo</u>

O modelo de biofilme de célula de fluxo é utilizado como câmaras de perfusão para observar o crescimento inicial e a fisiologia de células bacterianas estacionárias.[158] O fluido de cultura passa através de um tubo e os biofilmes são cultivados num reator de fluxo onde é colocado o substrato. Os biofilmes podem crescer na superfície de blocos dentários[159] , lâminas de vidro para microscopia ou varetas de vidro[160] . O modelo de biofilme de célula de fluxo é apresentado na figura. A suspensão de bactérias armazenada num quimiostato (A) e o meio de café bacteriano (B) são agitados ou bombeados (D) para uma câmara mista (C) e passam através do reator de fluxo (E) para criar um fluxo. Por conseguinte, a força de cisalhamento actuará sobre o micróbio quando o fluido de cultura passar pela superfície do biofilme. O quimiostato exterior no modelo de biofilme de célula de fluxo permite o crescimento externo do biofilme, o que significa que as condições de crescimento podem ser controladas e que o biofilme pode crescer durante um período prolongado. Outras vantagens são a flexibilidade da configuração da amostra, a presença de dinâmica de fluidos, a monitorização de placas e a possibilidade de tratamentos experimentais adicionais. O modelo de biofilme de célula de fluxo simula a situação in situ de comunidades de biofilme não perturbadas. O ambiente constante é proporcionado por um fluxo laminar.[158] O modelo tem sido frequentemente adotado na avaliação dos efeitos dos agentes antimicrobianos porque é conveniente fazer comparações da viabilidade dos micróbios entre diferentes grupos experimentais.[161] Além disso, o sistema simula a eliminação de agentes antimicrobianos na boca. Uma limitação deste dispositivo é o facto de o fluido laminar fluir através do biofilme e não através da sua superfície. Imita o fluido laminar na superfície da mucosa, mas as vias da saliva que flui em biofilmes de superfície dura são diferentes, os biofilmes são diferentes. Os modelos de biofilme de células de fluxo também são dispendiosos e consomem muito espaço.

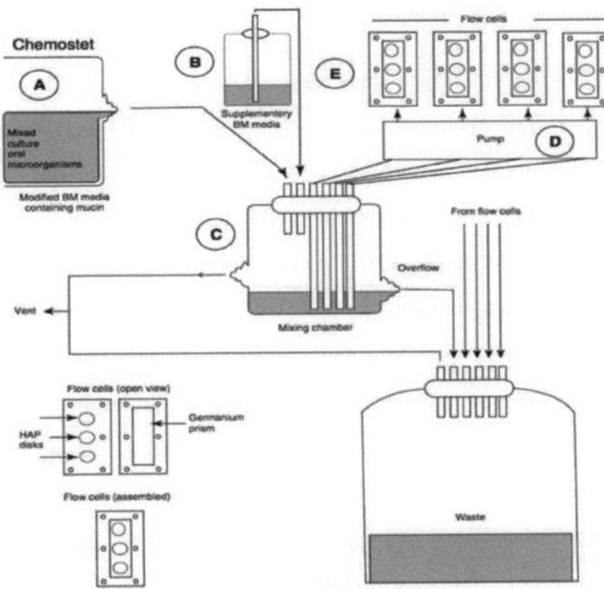

Figura 51. Sistema de célula de fluxo

Modelo de biofilme de membrana de nitrato

As bactérias desempenham o papel etiológico primário no desenvolvimento de polpas necróticas, patose periapical e doença pós-tratamento após o tratamento do canal radicular.[162] Um dos factores cruciais para o sucesso do tratamento consiste na erradicação dos microrganismos e seus subprodutos do sistema de canais radiculares.[163] [164] [165] [166] A metodologia utilizada foi adaptada de Spratt et al. (2001). As substâncias testadas foram o NaOCl (2,5% e 5,25%), e duas formas de gluconato de clorexidina (gel e líquido) numa concentração de 2%. O NaOCl e a clorexidina líquida foram diluídos em água estéril sem conservantes. As soluções foram preparadas 24 horas antes do início da experiência, sempre em pequenas porções. O gel de clorexidina era constituído por uma base de gel (natrosol a 1%) e gluconato de clorexidina. Como controlo, foi utilizada solução salina estéril (0,89%).

As espécies de microrganismos utilizadas nesta experiência foram as seguintes (i) Enterococcus faecalis ATCC 29212, (ii) Candida albicans NTCC 3736, (iii) Staphylococcus aureus ATCC 25923; todos eles cultivados em placas de ágar sangue de carneiro a 5% - Infusão de Coração de Cérebro (BHI) durante 48 h a 37° C; (iv) Porphyromonas gingivalis, (v) Porphyromonasendodontalis, (vi) Prevotella intermedia (vii) Fusobacterium nucleatum (todos os anaeróbios estritos foram isolados das infecções dos canais radiculares e identificados utilizando os testes bioquímicos convencionais). Para este estudo, os quatro microrganismos anaeróbios estritos foram previamente subcultivados em placas de Fastidious Anaerobe Agar (FAA) com 5% de sangue de ovelha durante 48 h em condições gasosas anaeróbias (IO%H2, 10% CO2 e 80% N2) a 37° C.

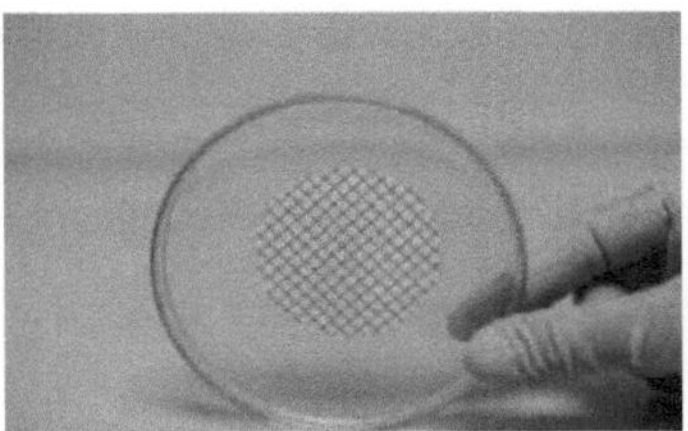

Figura 52. Biofilme de membrana de nitrato

Tubos contendo 5 mL de suspensão estéril de BHI foram inoculados individualmente com estirpes de aeróbios (C. albicans e S. aureus) e uma estirpe facultativa (E. faecalis). A suspensão foi então ajustada espectrofotometricamente de acordo com Koo et al. que utilizou a densidade ótica a 800 nm (ODgOO) para corresponder à turbidez de 1,5 x lθε CFU mh)ɪ (unidade formadora de colónias, CFU) que é equivalente a 0,5 padrão McFarland.

Os tubos contendo 5 ml de suspensão estéril de caldo de anaeróbios fastidiosos (FAB, Lab M) foram inoculados individualmente com microrganismos anaeróbios estritos, que foram suspensos espectrofotometricamente a 800 nm (ODgOO) para corresponder à turvação de 3,0xl0^ CFU mL)l (equivalente a 1 padrão McFarland).

Os biofilmes de uma única espécie de E. faecalis, S. aureus, C. albicans, P. intermedia, P. gingivalis, P. endodontalis e F. nucleatum foram gerados numa membrana de nitrato de celulose (tamanho de poro de 0,2 lm, 13 mm de diâmetro). As membranas foram colocadas na superfície de placas de ágar BHI com sangue de ovelha desfibrinado a 5% (para microrganismos aeróbios e anaeróbios facultativos) e em placas de ágar-FAA com sangue de ovelha desfibrinado a 5% (para anaeróbios estritos) e posteriormente inoculadas

131

com 20 IL de cada suspensão de microrganismos testados. As placas, cada uma contendo quatro filtros de membrana, foram novamente incubadas a 37° C nas condições gasosas adequadas: aeróbios e anaeróbios facultativos numa incubadora C02 e anaeróbios numa câmara anaeróbia numa atmosfera de 10% H_2 , 10% CO_2 e 80%N .2

A eficiência do método para geração de biofilme foi observada em um estudo piloto, visualmente e por MEV, onde foi possível verificar a presença de biofilme após 10 dias de incubação. As membranas filtrantes foram removidas assepticamente da placa de ágar e transferidas cuidadosamente para tubos contendo 5 mL do agente antimicrobiano teste selecionado e solução salina para o grupo controle, que foram incubados por 30 s, e também por 5, 10, 15, 30 e 60 min com e sem agitação mecânica.

Após cada período de tempo, os filtros de membrana foram então transferidos para tubos contendo 2 mL de meio de caldo recentemente preparado, acrescido de neutralizadores (Tween 80 mais 0,07% de lecitina foi utilizado para a clorexidina e 0,06% de tiossulfato de sódio para o NaOCl), a fim de evitar a ação residual das substâncias (Gomes et al. 2001). Em seguida, foram agitados em vórtex durante 30 s para ressuspender os microrganismos. Foram efectuadas diluições seriadas de dez vezes a partir da suspensão bacteriana e colocadas em placas de ágar-sangue (BHI ou FAA, consoante o microrganismo). As placas foram então incubadas a 37° C sob as condições gasosas adequadas durante 24 h (aeróbios), 48 h (anaeróbios facultativos) e 7 dias (anaeróbios estritos). Foi calculado o número de UFC por membrana. Os testes foram efectuados em triplicado para cada agente antimicrobiano e microrganismo, tendo sido calculada a curva de sobrevivência.[167]

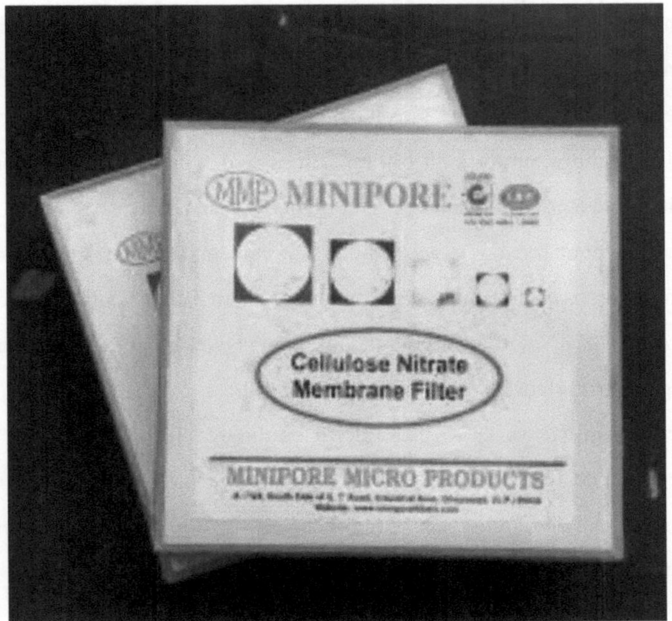

Figura 53. Filtro de membrana de nitrato de celulose

Método Cleggs de Modelo de Biofilme

Todos os dentes foram isolados com um dique dentário e os campos operatórios foram lavados com NaOCl a 6%. O acesso foi completado com brocas de carboneto redondas #2 esterilizadas sem pulverização de água. Uma ponta de papel estéril foi inserida em cada canal e deixada a absorver o conteúdo do canal durante 60s. As amostras de cultura foram colocadas em frascos individuais contendo solução de Amies e imediatamente transferidas para o laboratório. Após 24 horas de refrigeração, as amostras de cultura foram inoculadas em espécimes de dentina apical. Foram colhidas amostras de cinco mililitros de saliva total de cada paciente e diluídas com 45 ml de solução de Ringer. A saliva esterilizada por filtro foi utilizada para formar uma película em cada espécime de dentina apical.

Setenta dentes recém-extraídos de raiz única com um canal foram recolhidos e armazenados durante a noite em água esterilizada. Os 5 mm apicais de cada dente foram removidos, sulcados longitudinalmente até 1 mm do espaço do canal e divididos, produzindo 140 espécimes de dentina apical. Estes foram divididos aleatoriamente em 10 grupos de 14 cada. Em cada grupo, 10 espécimes foram tratados experimentalmente e quatro espécimes serviram de controlo. Todos os espécimes foram colocados num banho de ultra-sons com EDTA a 17% e NaOCl a 6% durante 4 minutos para remover a camada de esfregaço. As amostras foram limpas por ultra-sons e esterilizadas por autoclavagem três vezes em H2O destilada durante 30 minutos a 121° C. Cada grupo de 14 secções *(n =14)* foi deixado de molho durante 24 h num recipiente individual com saliva esterilizada por filtro de um doente para desenvolver uma camada pelicular.

Após a formação da camada de película, cada espécime de um grupo foi colocado em poços separados de placas de cultura de tecidos aos quais foram adicionados 2,5 ml de caldo de soja tripticase (TSB). As bactérias das amostras dos pacientes foram suspensas na solução de Amies utilizando vibração ultra-sónica e vórtex durante 15 s. Foram inoculados 12 poços com 50 microlitros de solução de Amies contendo amostras de cultura dos canais radiculares dos pacientes. Os dois últimos poços de cada placa continham apenas TSB e serviram de controlo. Os espécimes foram incubados em condições anaeróbicas durante 7 dias para permitir a formação de biofilme. Todas as secções de raiz foram transferidas para novos poços de cultura e foi adicionada uma solução de TSB fresca a cada 48 horas.

Em cada grupo, dois dos provetes experimentais foram imersos numa das cinco soluções de ensaio, como se segue:

Solução 1: NaOCl a 6,0% durante 15 minutos.

Solução 2: NaOCl a 3,0% durante 15 minutos.

Solução 3: NaOCl a 1,0% durante 15 minutos.

Solução 4: NaOCl a 1,0% durante 15 minutos, seguido de BioPure MTAD durante 5 minutos (recomendação do fabricante).

Solução 5: clorhexidina a 2,0% durante 15 minutos.

As quatro secções de dentina restantes por grupo foram utilizadas como controlos, duas como positivas e duas como negativas. As amostras de controlo positivo foram colocadas em PBS estéril durante 15 minutos. Os controlos negativos não foram inoculados com bactérias e foram incubados durante 7 dias em TSB. Em cada secção de dentina tratada com NaOCl, a inativação do irrigante foi realizada colocando a amostra em tiossulfato de sódio durante 5 min. Foi utilizada uma mistura de L-Iecitina em 3% de Tween 80 para inativar a CHX.[168] Um dos espécimes de cada grupo imerso numa solução de teste e um espécime de controlo positivo e negativo foram avaliados em MEV[169] para determinar a presença e a morfologia das bactérias, enquanto o segundo dos dois espécimes foi cultivado para determinar a viabilidade bacteriana. Os últimos espécimes foram colocados sob uma campânula estéril e as aparas de dentina foram obtidas utilizando brocas redondas de carboneto #2 estéreis a 1000 rpm. As aparas de dentina foram colocadas diretamente em placas contendo ágar tripticase de soja com 5% de sangue de carneiro e incubadas anaerobicamente durante 72 h. O teste χ^2 foi utilizado para determinar as diferenças estatísticas entre as soluções.[170]

Outro estudo modelo:

As bactérias que crescem numa superfície apresentam um novo fenótipo[171] .
Uma das consequências é o aumento da resistência aos agentes
antimicrobianos, que pode resultar da restrição da penetração dos inibidores,
de taxas de crescimento bacteriano mais lentas, da transferência de genes de
resistência, de condições ambientais subóptimas para a atividade dos
inibidores e da expressão de um fenótipo resistente.[172] O grande número de
estudos publicados sobre biofilme bacteriano pode certamente trazer em seu
contexto posições contraditórias sobre estratégias antimicrobianas,
principalmente devido à variabilidade entre as metodologias. Assim, o
objetivo deste trabalho foi desenvolver um sistema modelo para estudar
estratégias antimicrobianas em biofilmes endodônticos.

Foram selecionados 14 pré-molares inferiores humanos extraídos com
cemento íntegro, obtidos do banco de dentes do Centro Brasileiro de Ensino
e Pesquisa Odontológica. Os dentes foram removidos do armazenamento em
solução de timol a 0,2% e imersos em hipoclorito de sódio a 5% por 30
minutos para remoção de tecidos orgânicos. Após a realização de
radiografias periapicais, foram preparadas cavidades de acesso padrão e o
terço coronal do canal radicular foi alargado com brocas Gates Glidden de
tamanhos 2 e 3. Os dentes foram preparados até uma lima K de tamanho 50,
a milímetros do forame apical, utilizando uma técnica de preparação crown-
down. Durante a instrumentação, os canais radiculares foram irrigados com
3 ml de NaOCl a 1% em cada mudança de lima. Depois disso, as coroas
foram removidas e o comprimento do dente foi padronizado para 17 mm (do
ápice da raiz até a borda coronal). Os canais radiculares foram secos e
preenchidos com EDTA a 17% (pH 7,2) durante 3 minutos para remoção da

smear layer. Este procedimento foi repetido duas vezes. De seguida, os dentes foram autoclavados a 120° C durante 30 min.

Para a formação de biofilme, foi utilizada uma estirpe de referência de cocos anaeróbios facultativos Gram-positivos obtida da American Type Culture Collection. A estirpe bacteriana foi inoculada em 7 ml de caldo Brain Heart Infusion e incubada a 37^0 C durante 24 h. As suspensões experimentais foram preparadas através da cultura do marcador biológico na superfície do caldo Brain Heart Infusion, seguindo as mesmas condições de incubação. As células bacterianas foram ressuspendidas em solução salina para atingir uma concentração final de cerca de 3 x 10ε células/mL, ajustada para o padrão de turbidez No. 1 MacFarland.

No modelo experimental, foi utilizada uma plataforma dividida durante o período de inoculação com o indicador biológico. A porção coronal do canal radicular de cada dente foi ligada à extremidade cortada de um tubo Eppendorf de polipropileno de 1,5 mL, utilizando um adesivo de cianoacrilato e resina epóxi. As ligações dente-tubo foram totalmente revestidas com duas camadas de verniz para unhas e Fragrâncias, Londres, Reino Unido). As amostras (dentes e tubos de polipropileno) foram esterilizadas em NaOCl a 5% durante 30 minutos e lavadas com água esterilizada durante 30 minutos. As amostras foram colocadas em caldo BHI e o aparelho de teste foi incubado a 37^0 C durante 24 h para garantir a esterilização. Não foi observado qualquer crescimento bacteriano após este período.

Cinco mililitros de caldo BHI estéril foram misturados com 5 mL do inóculo bacteriano contendo *E. faecalis* e foram inoculados com seringas esterilizadas de volume suficiente para preencher o canal radicular durante um período de 60 dias. Este procedimento foi repetido a cada 72 h, sempre utilizando cultura pura preparada em 24 horas e ajustada ao padrão de turbidez MacFarland nº 1. Os dentes foram mantidos num ambiente húmido a 37^0 C.

Aos 60 dias, cada dente foi removido do seu aparelho sob condições assépticas e a irrigação foi efectuada com 5 ml de água destilada estéril com uma seringa estéril. Os canais radiculares foram secos e novamente preenchidos com água destilada estéril. Em seguida, foram introduzidas pontas de papel estéreis de tamanho 45 nos canais radiculares e mantidas durante 3 minutos para a recolha de amostras. Cada amostra foi recolhida utilizando três pontas de papel, que foram transportadas individualmente e imersas em 7 mL de caldo Lethean, seguido de incubação a37^0 C durante 48h numa atmosfera de oxigénio reduzido.

O crescimento microbiano foi analisado pela turvação do meio de cultura. Assim, após avaliação das alterações do LB, inóculos de 0,1 mL obtidos do meio foram transferidos para 7 mL de BHI, sendo posteriormente incubados a 37° C durante 48h. O crescimento microbiano também foi verificado pela turbidez do meio de cultura. A coloração de Gram das culturas BHI foi utilizada para verificar a contaminação por *E. faecalis.* O controlo negativo foi utilizado para testar a esterilidade e o controlo positivo foi utilizado para verificar a viabilidade bacteriana ao longo da experiência. Assim, durante o período de 60 dias de contaminação dos canais radiculares, 2 dentes não inoculados foram mantidos incubados a 37^0 C, como controlo assético e 2 dentes foram inoculados com *E. faecalis,* incubados e analisados em condições idênticas.[173]

Técnicas de microscopia aplicadas à imagiologia de biofilmes

A amostragem e a observação bacteriana são frequentemente efectuadas para fins de investigação. Em geral, estes procedimentos não fazem parte da estratégia de tratamento na prática endodôntica quotidiana. Para a observação bacteriana relacionada com a investigação, têm sido adoptados diferentes métodos ao longo dos anos.

Uma das primeiras técnicas para observar os agentes patogénicos endodônticos foi a microscopia de luz composta em combinação com coloração histológica e/ou seccionamento. Embora não seja suficientemente potente para resolver muitas estruturas no interior da célula, este tipo de microscópio pode ser utilizado para a identificação de bactérias numa primeira fase, verificando a morfologia celular (por exemplo, em forma de bastonete, cóccix ou espiral) e a reação de um organismo com a coloração de Gram (técnica de coloração de Brown/Brenn).[174] Além disso, foram desenvolvidos marcadores como anticorpos (monoclonais ou policlonais específicos) e sondas de ácidos nucleicos para a identificação ao nível do género e da espécie de algumas bactérias associadas a doenças, em alternativa às técnicas de cultura morosas.

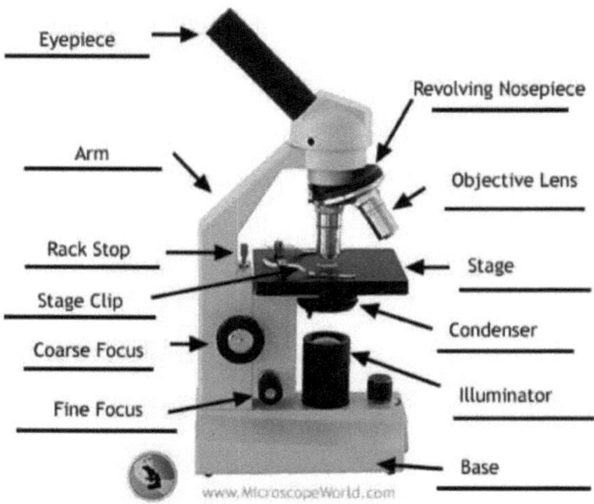

Figura 54. Parte de um microscópio

Foi utilizado equipamento especial adicional (ou seja, iluminação de campo escuro e microscópios de contraste de fase) para quantificar o número de bactérias móveis na clínica diretamente após a amostragem do canal radicular.[175] Do mesmo modo, em periodontia, alguns protocolos laboratoriais e uma série de testes de diagnóstico em consultório são utilizados por rotina para avaliar um grande número de amostras de placa subgengival quanto ao conteúdo de uma vasta gama de espécies patogénicas reconhecidas. Estas avaliações são fundamentais para compreender os efeitos do tratamento e são utilizadas tanto por investigadores como por clínicos.[176] As técnicas frequentemente utilizadas incluem culturas, microscopia de campo escuro e de contraste de fase[177,178] ou ensaios imunológicos e métodos moleculares[179,180,181]

Uma segunda abordagem importante para a observação de bactérias utilizou o princípio da microscopia eletrónica (ME). O microscópio envolvido constrói uma imagem a partir de um feixe de electrões primários (PE) altamente focado, que é varrido sobre o espécime num padrão de varrimento quadrado. O PE tem um comprimento de onda muito mais curto do que a luz, pelo que os microscópios que utilizam feixes de electrões têm um poder de resolução 400 vezes superior ao de um microscópio ótico, revelando assim muito mais pormenores. Com a utilização da EM, foi demonstrado que, embora as espécies bacterianas apresentem formas diversas, a sua organização é fundamentalmente semelhante: pequenas células com cerca de 0,3-10 micrómetros de espessura, encerradas numa membrana e numa parede celular rígida, sem compartimentos interiores distintos. De facto, as bactérias, que têm uma estrutura celular procariótica, não têm organelos ligados à membrana dentro das suas células e o seu ADN está maioritariamente incluído numa molécula única, fechada e circular.

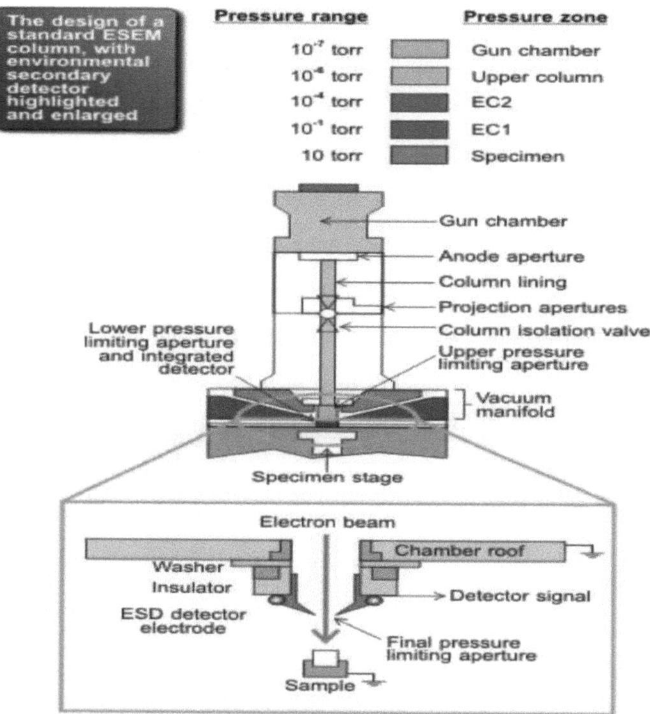

Figura 55. Microscópio eletrónico de varrimento ambiental

O tipo mais comum de microscópio eletrónico é o chamado microscópio eletrónico de varrimento convencional (CSEM), e a sua técnica associada tem um longo e distinto historial no domínio dos biomateriais. O CSEM oferece vantagens únicas, como alta resolução e grande profundidade de campo, e as ferramentas relacionadas evoluíram para instrumentos integrados complexos que frequentemente incorporam vários acessórios importantes. A sua principal melhoria decorre do método de construção de uma imagem através da deteção de sinais electrónicos gerados pelo feixe incidente e emitidos pelo espécime, enquanto se procede ao varrimento da superfície. Consequentemente, toda a coluna do microscópio, incluindo a câmara de amostras, funciona sob vácuo elevado (<10^ torr) (1 torr 14 133 Pa) para evitar a dispersão de gás do feixe incidente ou dos electrões produzidos. A presença de vácuo, contudo, implica que as amostras não devem conter quaisquer espécies voláteis; devem ser sólidas e secas.

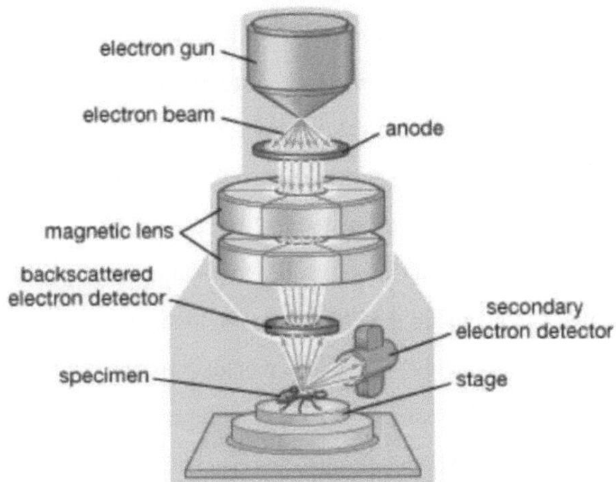

Figura 56. Microscópio eletrónico de varrimento

As amostras que estão hidratadas no seu estado nativo (por exemplo, tecidos e células biológicas) devem ser secas ou congeladas antes da observação. Além disso, esta categoria de amostras apresenta baixa condutividade e tem sido sempre um desafio, uma vez que as cargas superficiais geradas pelo feixe de electrões incidente têm de ser drenadas para evitar a distorção da imagem. O revestimento da amostra com uma camada fina de um material condutor de eletricidade dissipará os electrões e evitará a acumulação de carga. No entanto, a preparação da amostra pode introduzir artefactos, alterando a morfologia da amostra, enquanto que os revestimentos condutores podem obscurecer a informação interna, impedindo a saída de sinais de electrões.[182] Finalmente, a preparação de amostras implica que os espécimes não preservam o seu estado nativo. Como resultado, as estratégias terapêuticas endodônticas não podem ser observadas ou testadas in situ. O princípio do CSEM e as suas questões técnicas serão discutidos numa secção posterior.

Para ultrapassar as limitações do CSEM, foi desenvolvido um segundo tipo de SEM denominado microscópio eletrónico de varrimento ambiental (ESEM). A primeira versão comercial deste produto foi fabricada pela ElectroScan Corporation (juntamente com o trabalho de G. D. Danilatos[183,184]) há mais de uma década. Nos últimos anos, o ESEM começou a ter impacto no domínio diversificado dos materiais; uma expansão que pode ser evidenciada pelo aumento da gama de aplicações num curto espaço de tempo. [185]A principal vantagem do ESEM é que as amostras hidratadas e não condutoras, tais como tecidos biológicos e células (bacterianas), podem ser visualizadas sem desidratação prévia ou revestimento condutor. O ESEM difere, portanto, do CSEM em dois aspectos cruciais. Em primeiro lugar, em vez de a amostra ser mantida sob um vácuo elevado, é mantida uma pressão gasosa na câmara da amostra durante a aquisição de imagens, embora o canhão de electrões seja mantido a pressões normais de cerca de lθð-lθ^ torr. Em torno da amostra, podem ser toleradas pressões até 10-20 torr e todos os parâmetros operacionais podem ser variados dentro de uma gama, que é função da pressão. Desta forma, se o vapor de água for o gás na câmara de amostragem, as amostras hidratadas, como as bactérias do canal radicular, podem ser visualizadas no seu estado "nativo". A segunda grande diferença entre o ESEM e o CSEM é o facto de os isoladores já não necessitarem de ser revestidos com uma camada metálica antes da obtenção de imagens. Dada a presença de gás na câmara, existe um mecanismo que ajuda a dissipar a acumulação de carga injectada pelo feixe de electrões incidente.

Tecnicamente, o ESEM baseia-se na integração de um bombeamento diferencial eficiente com uma nova conceção de sistemas de deteção e de ótica de electrões. Os princípios físicos e as exigências técnicas do ESEM serão discutidos exaustivamente a seguir.

Um último tipo de EM, identificado como microscópio eletrónico de transmissão (TEM), oferece propriedades únicas como a alta resolução. O TEM envolve a irradiação de amostras inteiras ou secções ultrafinas (80-90 nm), suficientemente finas para transmitir pelo menos 50% do PE[186] , utilizando energias de feixe de electrões na gama de 60-350 keV. Para materiais amorfos, o contraste é obtido por variações na dispersão de electrões à medida que os electrões atravessam as diferenças químicas e físicas dentro da amostra. O feixe emergente de electrões transmitidos é focado por um sistema de lentes para formar uma imagem ampliada e bidimensional.

A principal vantagem do TEM é o seu poder de resolução. A resolução máxima que se pode obter (1-2 nm para a maior parte do material biológico) é limitada pela natureza da amostra e pelas técnicas utilizadas na sua preparação. Para evitar artefactos, os procedimentos comuns de preparação de amostras para TEM envolvem um processamento laboratorial relativamente complexo e longo. As amostras fixadas e desidratadas são geralmente embebidas numa resina epoxídica e coradas com metais pesados (por exemplo, permanganato de potássio ou tetróxido de ósmio) para melhorar o contraste da imagem antes do corte ultrafino utilizando um ultramicrótomo com lâminas de vidro ou de diamante.[187] Para a investigação microbiana endodôntica, estas secções também foram coradas com ácido tânico e vermelho de ruténio antes de serem examinadas ao microscópio.[188,189] Outras técnicas de preparação que podem ser utilizadas são a criosecção e a fracturação por congelação (seguida de gravação por congelação e produção de uma réplica).[188,190] Eventualmente, a espessura de uma secção determina principalmente a resolução que se pode obter em a TEM e, por conseguinte, a realização de secções é muito crítica na preparação de material para um exame ultra-estrutural fino.

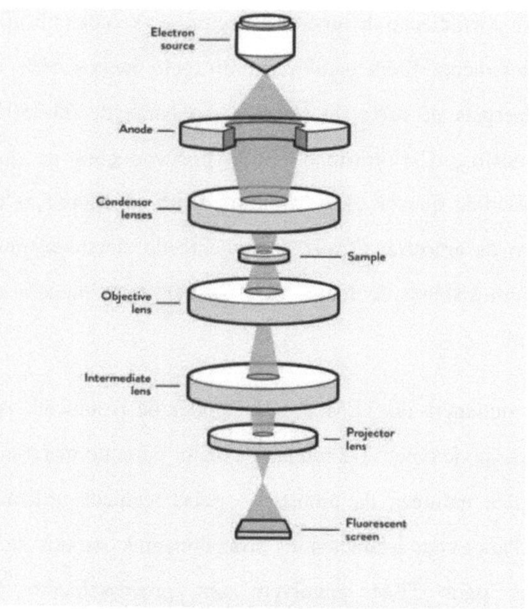

Figura 57. Microscópio eletrónico de transmissão

Hibridação fluorescente *in situ* (FISH)

O aparecimento da FISH tornou-se crucial para compreender melhor as interações entre espécies, permitindo identificar e observar a localização de diferentes microrganismos diretamente no biofilme, sem perturbar a sua estrutura 3D.[190] Nesta técnica, uma sonda complementar específica de sequência marcada com fluorescência (normalmente uma sonda de ADN)

146

hibridiza com o seu ácido nucleico alvo (por exemplo, ADN, ARNm, ARNr) no interior de células ou tecidos. Normalmente, as sequências de 16S/23S e 18S/28S rRNA são o alvo preferencial para os membros dos domínios BacteriaZArchaea e Eukarya, respetivamente, uma vez que são universais e altamente abundantes. São também compostas por regiões altamente conservadas, bem como por regiões variáveis, o que permite a conceção de sondas com diferentes especificidades celulares.[192][193][194]

A conceção da sonda é, de facto, um passo crucial que pode influenciar o desempenho da FISH. Para tal, é importante considerar a especificidade e a sensibilidade ao selecionar uma sonda de FISH; uma especificidade elevada da sonda significa que esta pode discriminar corretamente as espécies-alvo das espécies não-alvo.[195] Por outro lado, uma sensibilidade elevada refere-se à capacidade da sonda para detetar todas as estirpes do grupo taxonómico para o qual foi concebida.[195] Para além do valor teórico da especificidade e da sensibilidade, existem outros critérios importantes que devem ser considerados na conceção da sonda, tais como o comprimento da sonda, a percentagem de GC, a temperatura de fusão e o número de incompatibilidades com sequências próximas.[196] Resumidamente, o comprimento da sonda e o conteúdo de GC (devido ao efeito das ligações de hidrogénio triplas de GC) influenciam a temperatura de fusão (temperatura à qual 50% das cadeias duplas de ácido nucleico são alteradas para cadeias simples).[197][196] O efeito do teor de GC é mais pronunciado quando as sondas são mais curtas, sendo recomendado que se situe entre 40% e 60%.[198][197]

Além disso, o comprimento da sonda também influencia a difusão da sonda através do invólucro celular (quanto mais curta for a sonda, melhor será a difusão) e o seu poder de discriminação (quanto mais curta for a sonda, maior será a discriminação). No entanto, o poder de discriminação pode não se traduzir numa maior especificidade; de facto, se a sonda for demasiado pequena, aumenta também a probabilidade de a sequência-alvo ser encontrada noutros organismos.[197] Assim, o comprimento da sonda deve situar-se entre 12 e 20 pb, dependendo da natureza da sonda; por exemplo, as sondas mimetizadoras de ácidos nucleicos necessitam normalmente de sondas mais curtas (12-15 pb).[199] [196] Por último, o desempenho da FISH pode também ser afetado pelo número de desvios encontrados nas sequências dos organismos não visados. A presença de incompatibilidades atrasa a taxa de hibridação e, por conseguinte, a sonda concebida não deve apresentar incompatibilidades para as sequências-alvo e, tanto quanto possível, incompatibilidades para as sequências não-alvo.[197]

O protocolo FISH envolve as quatro etapas seguintes:

1) fixação e permeabilização de células

2) hibridação da sonda com o alvo

3) lavagem da sonda residual

4) visualização da fluorescência emitida pelas células hibridizadas.

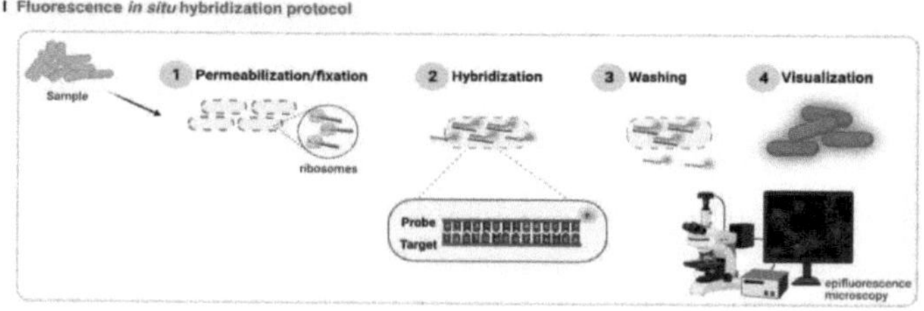

Figura 58. PEIXE

Numa primeira fase, são utilizados fixadores químicos habitualmente utilizados em células bacterianas e humanas, para inativar enzimas e estabilizar as estruturas dos ácidos nucleicos. Em seguida, para que as sondas possam aceder e hibridizar com o alvo, alguns parâmetros, como a temperatura, o pH, a força iónica e as concentrações de formamida, devem ser bem definidos.

O passo seguinte é a lavagem da amostra para remover todas as sondas marcadas soltas ou não ligadas, conferindo uma maior especificidade de deteção. Por último, mas ainda de grande importância, o resultado da hibridação é visualizado por microscopia de epifluorescência ou CLSM.[199] [197] [194]

Existem três padrões principais de organização espacial microbiana em biofilmes que podem ser observados quando a FISH é aplicada:

a) microcolónias unicelulares, em que cada espécie se encontra em microcolónias separadas, mostrando interações não comensais ou neutras;[200]

b) co-agregação, onde as diferentes espécies estão todas misturadas e podem ser encontradas juntas em todo o biofilme com um comportamento cooperativo[201] [202] ; e

c) a organização em camadas, em que uma espécie pode ser encontrada na camada inferior do biofilme e a outra na camada superior, o que pode estar relacionado tanto com relações de cooperação como de competição.[203] [204]

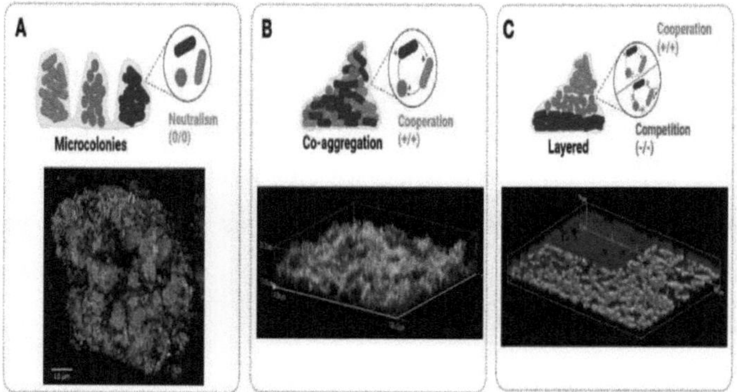

Figura 59.Principais padrões de organização espacial microbiana

9. ERRADICAÇÃO DO BIOFILME

Os agentes antimicrobianos foram frequentemente desenvolvidos e optimizados para a sua atividade contra populações dispersas e de crescimento rápido que contêm um único microrganismo.[205][206] No entanto, as comunidades microbianas em biofilmes são extremamente difíceis de erradicar com agentes antimicrobianos e os microrganismos em biofilmes maduros podem ser notoriamente resistentes por razões que ainda não foram adequadamente explicadas. Há relatos que mostram que os microrganismos que crescem em biofilmes podem ser 1000-1500 vezes mais resistentes a agentes antimicrobianos do que as bactérias planctónicas.[205]

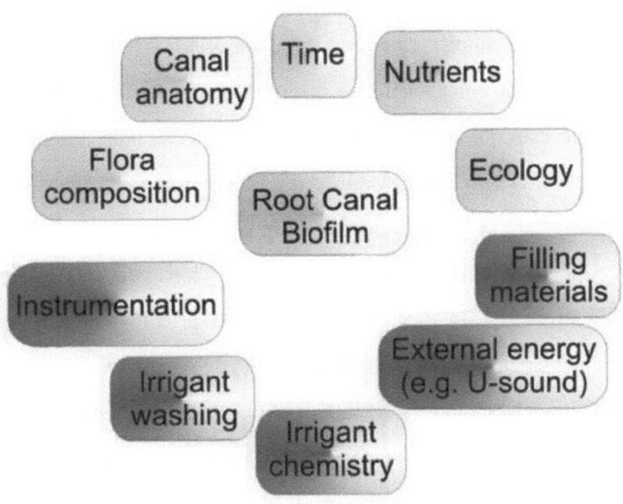

Figura 60. Símbolos verdes: factores que afectam o desenvolvimento e as caraterísticas dos biofilmes endodônticos. Símbolos vermelhos: factores que são importantes na erradicação dos biofilmes e das bactérias do biofilme.

<u>Efeito da instrumentação nos biofilmes</u>

O objetivo da preparação do canal radicular no contexto da terapia endodôntica é:

a. Moldar os canais com uma geometria adequada

b. Limpar o sistema de canais, promovendo o acesso a soluções de desinfeção (esta estratégia foi designada por preparação quimio-mecânica do canal)

c. Possibilitar a colocação de uma obturação radicular de alta qualidade.[207]

Microbiologicamente, o objetivo da instrumentação e da irrigação é remover ou matar todos os microrganismos do sistema de canais radiculares e neutralizar qualquer potencial antigénico/biológico dos componentes microbianos que permanecem no canal. Se este objetivo pudesse ser atingido de forma previsível na primeira consulta, a maioria dos tratamentos poderia ser concluída numa única visita, se o tempo disponível o permitisse. Nos casos em que este objetivo (erradicação completa dos microrganismos do canal radicular) não pode ser alcançado, o objetivo da instrumentação e da irrigação é criar condições ideais para a colocação de um penso antibacteriano entre consultas, a fim de melhorar ainda mais a desinfeção do canal. A instrumentação mecânica é o método principal para a redução bacteriana no canal radicular infetado. Com o lançamento dos sistemas rotativos de níquel-titânio (Ni-Ti), talvez tenha sido dado demasiado crédito a estes sistemas como sendo a única solução para os desafios no tratamento do canal radicular. Relativamente à eficácia direta na remoção de bactérias, é importante notar que não foi encontrada qualquer diferença entre os instrumentos manuais e rotativos.[208]

Além disso, a desinfeção mecânica também pode estar relacionada com a remoção de uma camada de dentina infetada ou, pelo menos, de pré-dentina incompletamente mineralizada.[209] Foi demonstrado que as bactérias podem penetrar nos túbulos dentinários a profundidades de 200 mm ou mais.[210][211] O alargamento uniforme completo de um canal radicular em 200 mm não é conseguido com nenhum instrumento contemporâneo; este parece ser um objetivo inatingível para qualquer técnica de preparação mecânica do canal.[212][213]

Foi demonstrado que a quantidade de superfície do canal preparada mecanicamente e, talvez igualmente, a quantidade de biofilme perturbado no canal radicular principal depende do tipo de canal.[213][214] Os instrumentos rotatórios têm um desempenho comparativamente fraco em canais ovais longos, como os canais distais dos molares inferiores, especificamente porque não preparam mecanicamente 60% ou mais da superfície do canal nestas condições[213][215] No caso de um canal radicular infetado, qualquer biofilme bacteriano nas superfícies instrumentadas do canal é suscetível de ser perturbado ou removido, embora algumas das células bacterianas possam ficar incorporadas no esfregaço de tecido.[216] É provável que o biofilme bacteriano nas superfícies não instrumentadas permaneça mecanicamente inalterado, exceto pela deslocação de qualquer tecido pulpar ou detritos dentinários da parte preparada do canal. É possível que as alterações na ecologia do sistema de canais radiculares possam ter uma influência significativa na sobrevivência e morte das bactérias na superfície não instrumentada. No entanto, as superfícies não instrumentadas devem continuar a ser consideradas como contaminadas.

Uma lima auto-ajustável (SAF) recentemente desenvolvida foi concebida para colmatar as deficiências das limas rotativas tradicionais, ajustando-se à secção transversal do canal.[217] O sistema SAF utiliza um instrumento vibratório oco, que permite a irrigação contínua com NaOCl ou ácido etilenodiaminotetracético (EDTA) durante todo o processo de instrumentação.

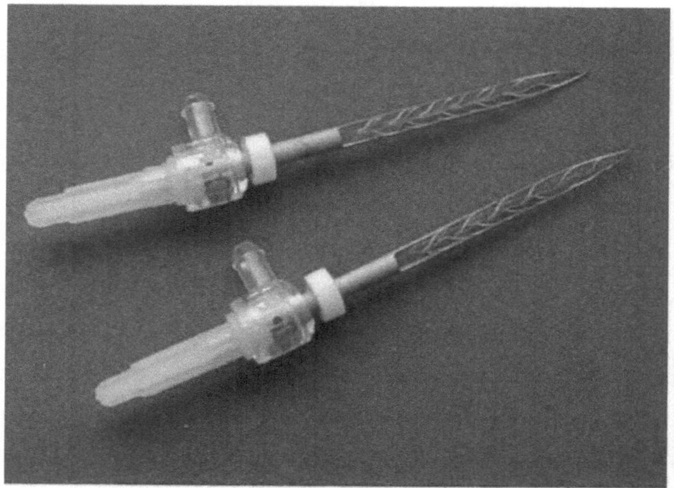
Figura 61. Seli-Ajustamento de ficheiros

A nova tecnologia de lima auto-ajustável (SAF) é uma espécie de rede de NiTi compressível e resiliente, sem núcleo central. A tecnologia SAF permite o fluxo de irrigante, uma desinfeção eficaz e adapta-se a qualquer forma de canais radiculares, por exemplo, canais ovais. Remove uma camada mínima de dentina à volta do canal, conforme necessário, e ajuda a evitar a remoção de dentina saudável, pelo que não provoca microfissuras na dentina radicular.[218]

Os irrigantes são trocados e levados para o canal radicular apical como resultado da vibração e do movimento de entrada e saída do SAF. O tubo de NiTi compressível pode adaptar-se ao canal de forma oval enquanto as suas lâminas abrasivas são pressionadas contra as paredes para promover o alargamento do canal radicular. Quando comparado com a instrumentação de NiTi, tem sido relatado que o SAF deixa menos áreas não preparadas em dentes anteriores[219] e canais radiculares de molares.[217,220] Siqueira et al.[221] compararam a capacidade do SAF e da instrumentação rotatória de NiTi em eliminar populações de *Enterococcus faecalis* de dentes humanos extraídos. Canais ovais longos de incisivos inferiores e segundos pré-molares superiores foram infectados com *E. faecalis* por 30 dias para formar estruturas semelhantes a biofilmes. A preparação de canais ovais longos com o SAF foi significativamente mais eficaz do que a instrumentação rotativa de NiTi na redução da contagem intracanal de *E. faecalis*. Os dados relativos à incidência de culturas negativas e positivas revelaram que, no grupo SAF, 80% das amostras ficaram isentas de níveis detectáveis de *E. faecalis,* ao passo que a instrumentação com instrumentos NiTi rotativos resultou em apenas 45% das amostras com culturas negativas.

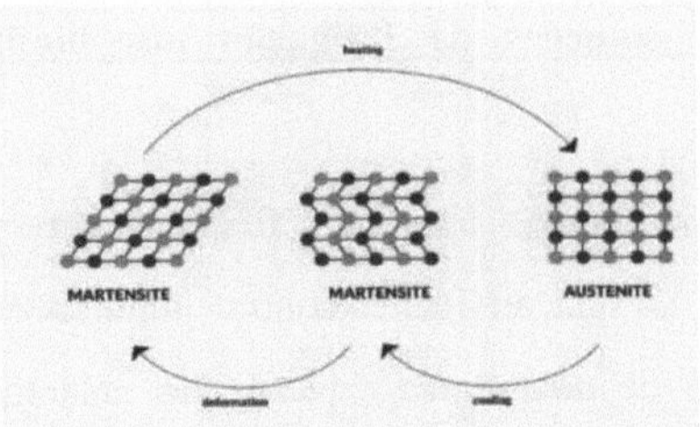

Figura 62. Apresentação gráfica das fases cristalinas e das suas transformações.

O sistema SAF tem potencial para ser particularmente vantajoso na promoção da desinfeção de canais de forma oval. No entanto, atualmente não se sabe se a preparação do canal com o SAF, e em particular o seu potencial para desbridar melhor as paredes do canal, conduzirá a melhores resultados clínicos.[218]

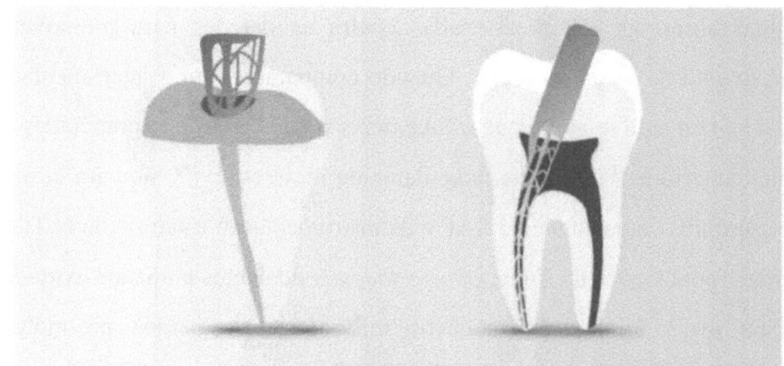

Figura 63: Visualização da tecnologia SAF do ficheiro Selı-adjustıng.

Em resumo, a instrumentação desempenha um papel importante ao ajudar a remover o biofilme das áreas onde o instrumento pode entrar em contacto direto com a parede do canal radicular. Além disso, a modelação do canal principal facilita a irrigação eficaz, criando o espaço necessário para a penetração da agulha e um fluxo suficiente de irrigante. Apesar disso, continuam a existir desafios em muitas áreas devido à anatomia e à resistência dos biofilmes.

Efeito de várias soluções de irrigação nos biofilmes dos canais radiculares:-

Os agentes antimicrobianos têm sido frequentemente desenvolvidos e optimizados para a sua atividade contra populações dispersas e de crescimento rápido de uma única espécie. No entanto, as comunidades microbianas que crescem em biofilmes são notavelmente mais difíceis de erradicar com agentes antimicrobianos, e os microrganismos em biofilmes maduros podem ser extremamente resistentes por razões que ainda não foram totalmente explicadas. A maioria dos estudos endodônticos sobre biofilmes foi realizada com monoculturas, permitindo que as células cresçam em membranas, vidro ou plástico e se dividam sob um fornecimento contínuo ou frequente de nutrientes frescos de algumas horas a alguns₁ ⅛ys. [¹22r2λ2x22λ22l2r]

Uma vez que a influência da dentina do canal radicular e de outras superfícies na expressão de novos fenótipos de biofilme ainda não foi abordada, as conclusões e decisões obtidas a partir de estudos de biofilme em monocultura no laboratório devem ser tomadas com grande cautela. Esses modelos podem não refletir a realidade do canal radicular infetado e, por isso, podem dar interpretações enganadoras, especialmente no que diz respeito aos efeitos dos antimicrobianos nas bactérias do biofilme. Por conseguinte, é importante desenvolver modelos de biofilme *in vitro* multiespécies com uma estreita semelhança com os biofilmes orais/endodônticos *in vivo*.

Dado que as técnicas de instrumentação actuais não conseguem, por si só, tornar os canais radiculares limpos de bactérias, considera-se necessário um irrigante químico para ajudar a reduzir a quantidade de bactérias e os seus subprodutos tóxicos. Além disso, um irrigante ideal deve remover detritos orgânicos e inorgânicos e ter baixa ou nenhuma toxicidade para os tecidos.[228] Embora nenhuma das soluções irrigantes/agentes desinfectantes atualmente utilizados no tratamento endodôntico seja capaz de realizar todas as tarefas necessárias, muitas delas podem ter um impacto nos biofilmes, quer dissolvendo a película, matando os micróbios que residem no biofilme, quer ajudando a quebrar ou a separar a película da superfície.

Hipoclorito de sódio

O hipoclorito de sódio (NaOCl) é a solução irrigante mais popular e importante.[229] Na água, o NaOCl ioniza-se no ião sódio, Na^+ , e no ião hipoclorito, OCl", estabelecendo o equilíbrio com o ácido hipocloroso (HOCl). O ácido hipocloroso é responsável pela atividade antibacteriana; o OCl" é menos eficaz do que o HOCl não dissolvido. O NaOCl é normalmente utilizado em concentrações entre 0,5% e 6%. É o único irrigante em Endodontia que pode dissolver tecido orgânico, incluindo a parte orgânica da camada de esfregaço. Deve ser utilizado durante toda a fase de instrumentação. Dunavant et al[222] Compararam a eficácia do NaOCl a 1% ou 6% com a da clorexidina a 2% (CHX), Smear Clear e MTAD contra biofilmes *de Faecalis* num sistema modelo *in vitro*. O seu modelo consistia em biofilmes cultivados num sistema de células de fluxo. Os biofilmes foram imersos em irrigantes de teste durante 1 ou 5 minutos. Os resultados mostraram que ambas as concentrações de NaOCl proporcionaram uma eliminação de biofilmes estatisticamente significativamente melhor do que qualquer um dos outros agentes testados. O NaOCl a 6% também removeu as células do biofilme.

Num estudo de biofilme *ex vivo*, Clegg et al.[230] demonstraram uma diferença na eficácia do NaOCl a 6% e 3% contra as bactérias do biofilme, sendo a concentração mais elevada mais eficaz. As células bacterianas no canal radicular deparam-se com um meio ecológico difícil. Recentemente, um estudo *in vitro* avaliou a capacidade de formação de biofilme de células *de E. faecalis* em dentina humana e a suscetibilidade do biofilme a 5,25% de NaOCl. Os resultados mostraram que as células de *E. faecalis* na fase de inanição podiam desenvolver biofilme na dentina humana. Os biofilmes das células em fase de inanição foram mais resistentes ao NaOCl a 5,25% do que os das células estacionárias.

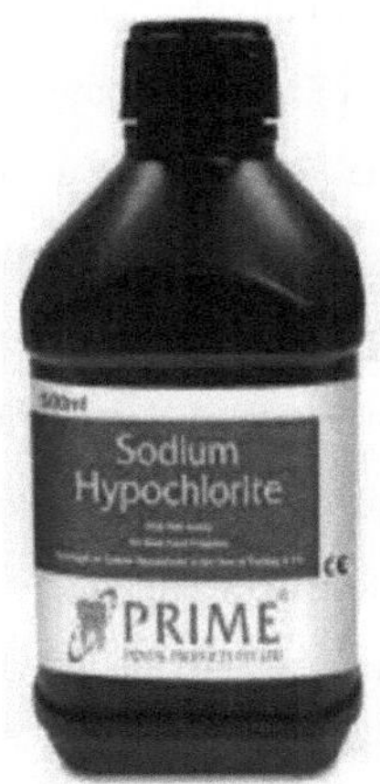

Figura 64. Hipoclorito de sódio

Uma das áreas desconhecidas relativamente ao efeito do NaOCl nos biofilmes é o papel da EPS (substância polimérica extracelular) nesta interação. Embora alguns estudos *in vitro* tenham demonstrado um desaparecimento completo do biofilme com um forte tratamento com hipoclorito de sódio, não se pode excluir a possibilidade de que, embora uma parte/maior parte do biofilme possa ter sido dissolvida, o efeito também pode ser causado pela separação do biofilme do seu substrato no ambiente *in vitro*. No entanto, como o NaOCl é a única solução em Endodontia que pode, pelo menos em certa medida, dissolver o biofilme, para além de matar diretamente os micróbios no interior da película, deve ser considerada como a principal solução desinfetante durante a preparação quimio-mecânica dos canais radiculares infectados.

2. Digluconato de clorexidina e CHX-Plus

O digluconato de clorexidina é amplamente utilizado na desinfeção em

Medicina Dentária devido à sua atividade antimicrobiana.[212] [232] [233] Ganhou uma popularidade considerável na Endodontia como solução de irrigação e como medicamento intracanal. No entanto, a CHX não tem capacidade de dissolução de tecidos e, por conseguinte, não pode substituir o hipoclorito de sódio. A CHX permeia a parede celular microbiana ou a membrana externa e ataca a membrana citoplasmática ou interna da bactéria ou a membrana plasmática da levedura. Em concentrações elevadas, a CHX provoca a coagulação dos componentes intracelulares.[234] Uma das razões para a popularidade da CHX é a sua Substantividade (ou seja, efeito antimicrobiano contínuo) porque a CHX liga-se ao tecido duro e permanece antimicrobiana. No entanto, à semelhança de outros agentes desinfectantes endodônticos, a atividade da CHX depende do pH e é também bastante reduzida na presença de matéria orgânica.[232]

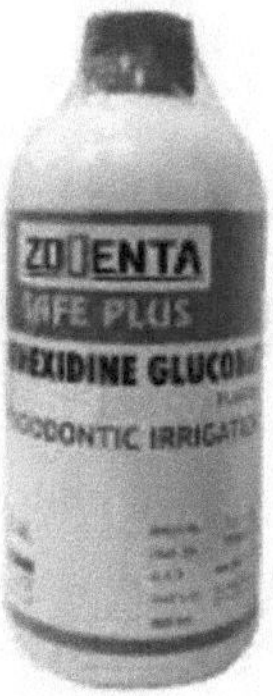

Figura 65. Digluconato de clorexidina

Vários estudos compararam o efeito antibacteriano do NaOCl e da CHX a 2% contra infecções intracanais e mostraram pouca ou nenhuma diferença entre a sua eficácia antimicrobiana.[235] [236] [237] [238] Clegg et al[230] avaliaram a eficácia *ex vivo* do hipoclorito de sódio, CHX e MTAD contra biofilmes cultivados na dentina apical. O hipoclorito de sódio a 6% foi a única solução capaz de romper e remover completamente o biofilme após 15 minutos de exposição. A CHX a 2% matou as bactérias do biofilme, mas não foi capaz de romper a estrutura do biofilme.[231] Embora a CHX possa matar as bactérias, o biofilme e outros detritos orgânicos não são removidos por ela. O tecido orgânico residual pode ter um efeito negativo sobre a qualidade do selamento da obturação radicular permanente, tornando necessária a utilização de NaOCl durante a instrumentação.

Foram adicionados agentes tensioactivos a vários tipos diferentes de irrigantes para diminuir a sua tensão superficial e melhorar a sua penetração no canal radicular. Recentemente, foram publicados alguns estudos em que a atividade antibacteriana de um produto de clorexidina com agentes tensioactivos foi comparada com a CHX normal, ambos com uma concentração de clorexidina de 2%.

Um estudo demonstrou uma eliminação superior das bactérias do biofilme pelo produto combinado. Outro estudo examinou a suscetibilidade de bactérias de biofilme multi-espécies em diferentes fases de crescimento do biofilme a 2% CHX e CHX-Plus. Os biofilmes multi-espécies foram cultivados a partir de bactérias de placa em discos de hidroxiapatite revestidos de colagénio em caldo de infusão de cérebro-coração durante períodos de tempo que variaram entre 2 dias e vários meses. Foram adicionados nutrientes frescos semanalmente durante as primeiras 3 semanas, seguidas de uma fase de privação de nutrientes, em que o meio fresco foi adicionado apenas uma vez por mês. Os biofilmes de diferentes idades foram submetidos a uma exposição de 1, 3 ou 10 minutos a 2% de CHX ou CHX-Plus. A proporção de bactérias mortas em biofilmes maduros (3 semanas ou mais) foi menor do que em biofilmes jovens (2 dias, 1 ou 2 semanas) após o tratamento com ambos os produtos CHX, sendo a redução muito maior com o CHX regular a 2%.

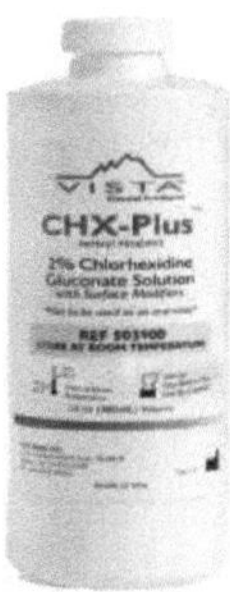

Figura 66. Digluconato de clorexidinaPlus

A resistência dos biofilmes maduros na fase de limitação de nutrientes (6-12 semanas) à CHX permaneceu estável e foi semelhante à dos biofilmes com 3 semanas de idade. A CHX-Plus apresentou níveis mais elevados de atividade bactericida em todos os tempos de exposição, em comparação com a CHX a 2%, o que pode indicar que o componente tensioativo da CHX-Plus facilitou a penetração do desinfetante no biofilme. De um modo geral, este estudo demonstrou que as bactérias em biofilmes maduros e em biofilmes com limitação de nutrientes são mais resistentes à destruição por CHX do que as bactérias em biofilmes jovens. O resultado também enfatiza a importância de padronizar a idade das culturas de biofilme para permitir comparações entre estudos. É provável que os biofilmes nos canais radiculares *in vivo* tenham quase sempre mais de 3 semanas; por conseguinte, os resultados das experiências *in vitro* com biofilmes com menos de 3 semanas devem ser avaliados com precaução.

3. MTAD (Mistura de isómeros de tetraciclina e ácido cítrico detergente):

Esta mistura de uma tetraciclina (3% de doxiciclina), ácido cítrico a 4,25% e um detergente a 0,5% (polissorbato 80, ou seja, Tween 80) demonstrou ser eficaz na remoção da camada de esfregaço. Algumas experiências *in vitro* indicaram que o MTAD tem um forte efeito antibacteriano. Foi sugerido que é mais eficaz do que o NaOCl e o EDTA contra *E. faecalis* e bactérias mistas. Contudo, alguns destes resultados foram posteriormente contestados em estudos que concluíram que o efeito antibacteriano do MTAD era inferior ao do NaOCl a 6% e da clorexidina a 2%.[222]

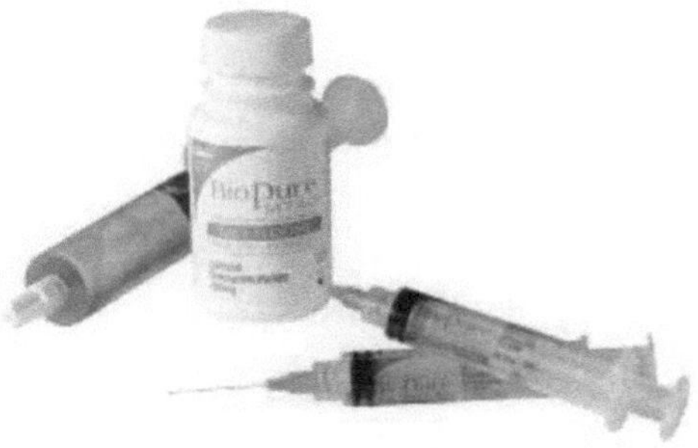

Figura 67. MTAD

Além disso, Dunavant et al.[222] referiram que o NaOCl a 1% matou seis vezes mais *E. faecalis* em biofilmes (99,78%) do que o MTAD (16,08%). Pappen et al.[239] testaram a eficácia do MTAD, do Tetraclean e de cinco soluções experimentais contra bactérias de biofilme. O Tetraclean foi mais eficaz contra biofilmes polimicrobianos com duas semanas de idade do que o MTAD. Uma comparação da eliminação de biofilmes pelo MTAD e pelas soluções experimentais indicou que o tipo de detergente na mistura de medicamentos pode ter sido de grande importância na eficácia das soluções contra biofilmes.[239]

4. QMiX

QMiX (Dentsply Tulsa Dental) é uma nova solução de irrigação que contém EDTA, clorexidina e um detergente (agente tensioativo); o seu pH é ligeiramente superior ao neutro.[240] [241] Um agente tensioativo diminui a tensão superficial das soluções e aumenta a sua molhabilidade.[242] Além disso, permite uma melhor penetração de um irrigante no canal radicular.[243]

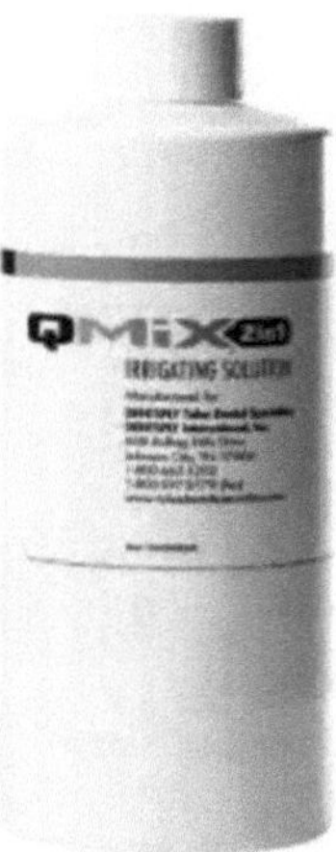

Figura 68. QMix 2inl

O efeito do QMiX contra *E. faecalis* e biofilmes de placas mistas foi avaliado num estudo recente utilizando biofilmes com três semanas de idade cultivados em discos de hidroxiapatite revestidos com colagénio em condições anaeróbias. A morte de bactérias no interior do biofilme foi medida por microscopia confocal de varrimento a laser (CLSM) e coloração de viabilidade. Os resultados demonstraram que o QMiX e o NaOCl a 2% eram superiores ao NaOCl a 1%, à CHX a 2% ou ao MTAD, matando duas a doze vezes mais bactérias do biofilme em um a três minutos. O NaOCl a 2% foi mais eficaz do que o QMiX em 1 minuto contra as bactérias do biofilme da placa, mas em 3 minutos o QMiX matou mais bactérias (65,3%) do que qualquer outra solução testada. As soluções de NaOCl mais fortes do que 2% não puderam ser testadas no modelo devido à forte formação de bolhas, o que impossibilitou a CLSM.

A presença de bactérias nos túbulos dentinários tem sido associada à infeção persistente do canal radicular. Estudos demonstraram que as bactérias podem penetrar nos túbulos dentinários e a profundidade de penetração varia entre 200 mm e 1.500 mm.[211] [212] As bactérias dentro dos túbulos dentinários podem ser pouco acessíveis aos irrigantes, medicamentos e selantes dos canais radiculares porque podem ter uma penetrabilidade limitada nos túbulos dentinários. Um estudo *in vitro*[241] , utilizando um novo tipo de modelo de infeção da dentina, revelou que o QMiX era igualmente eficaz na eliminação da bactéria *E. faecalis* na dentina como o NaOCl a 6%: mais de 40% e 60% das bactérias foram eliminadas por ambos em 1 minuto e 3 minutos, respetivamente. Ambas as soluções foram mais eficazes contra as bactérias no interior da dentina do que o NaOCl a 1% ou 2% ou a CHX a 2%.

4. Ácido etileno-diamino-tetra-acético (EDTA):

O EDTA é um aglutinante de cálcio (quelante) que ajuda na remoção da smear layer. A smear layer é composta principalmente por partículas de dentina embebidas numa massa amorfa de material orgânico que se forma nas paredes internas do canal radicular durante o procedimento de instrumentação. A camada de smear layer neutraliza os desinfectantes e pode bloquear ou retardar a penetração de medicamentos nos túbulos dentinários.[210] Também interfere com a adesão de alguns e a penetração de todos os materiais de obturação radicular. Por conseguinte, ao facilitar a limpeza e a remoção do tecido infetado, o EDTA contribui para a eliminação das bactérias no canal radicular. Também foi demonstrado que a remoção da smear layer pelo EDTA melhora o efeito antibacteriano dos agentes desinfectantes utilizados localmente nas camadas mais profundas da dentina.[210]

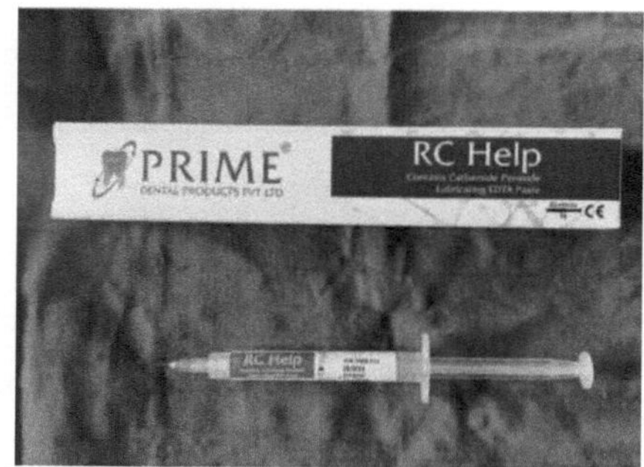

Figura 68. a. Gel de ácido etilenodiaminotetracético (EDTA)

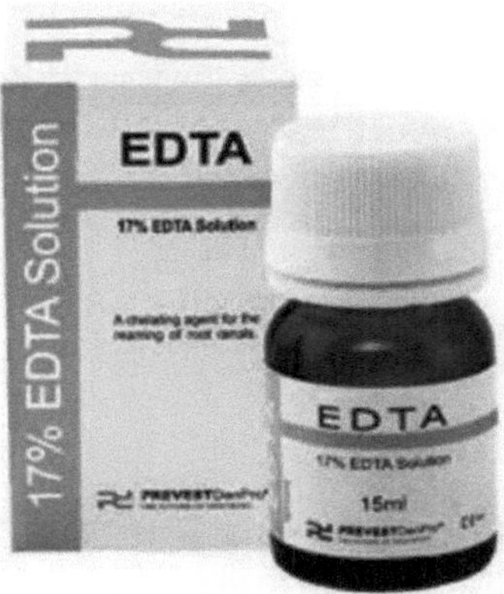

Figura 68.b. Solução de ácido etilenodiaminotetracético (EDTA)

Os produtos químicos que alteram as propriedades físico-químicas da dentina podem influenciar a natureza da adesão bacteriana e a força de adesão à dentina, que são factores na formação do biofilme. Kishen et al.[244] investigaram os efeitos dos irrigantes endodônticos na adesão de *E. faecalis* à dentina. O ensaio de adesão das bactérias foi realizado utilizando microscopia de fluorescência e a força de adesão foi medida utilizando microscopia de força atómica. Registaram-se aumentos significativos na adesão e na força de adesão após a irrigação da dentina com EDTA, enquanto o NaOCl os reduziu. Com o uso de CHX, a força de adesão aumentou, mas o ensaio de adesão mostrou uma redução no número de bactérias aderentes. No entanto, a sequência em que o NaOCl e o EDTA são utilizados para a irrigação do canal tem um impacto no nível de erosão da dentina na parede principal do canal radicular.[244] O hipoclorito de sódio utilizado como solução irrigante final após os agentes desmineralizadores provoca uma erosão acentuada da dentina do canal radicular. Até à data, não se sabe se essa erosão é prejudicial para a dentina da raiz e para o dente. No entanto, a remoção química, mesmo através de uma forte erosão superficial, pode facilitar a remoção de biofilmes das partes não instrumentadas do canal radicular.

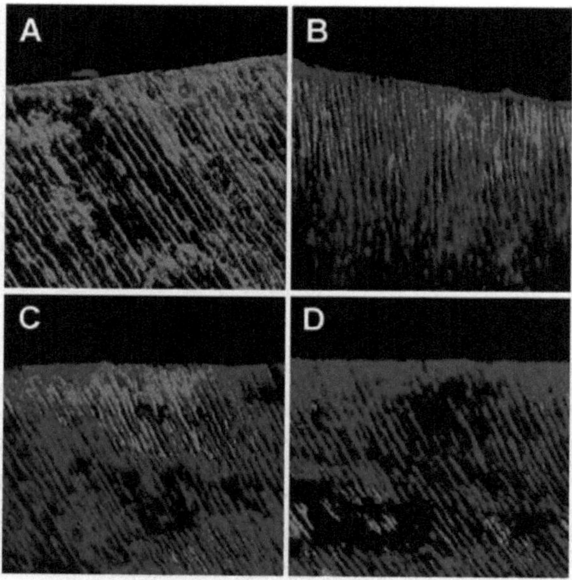

Figura 69. Coloração da viabilidade e microscopia confocal de varrimento a laser de túbulos dentinários infectados com *E. faecalis* tratados com diferentes soluções antibacterianas durante 3 minutos cada: (A) água estéril; (B) NaOCl a 2%; (C) NaOCl a 6%; e (D) QMiX.

Agitação mecânica por instrumentos sónicos e ultra-sónicos:-

O comportamento hidrodinâmico das soluções de irrigação desempenha um papel importante na eficácia da irrigação. Depende também do mecanismo de funcionamento do irrigante, bem como do mecanismo de ação do equipamento utilizado para introduzir e agitar o irrigante no canal.[246] A agitação do irrigante pode ser feita manualmente com uma agulha e uma seringa ou através de forças acionadas por máquinas, como a agitação sónica e ultra-sónica.

Agitação sónica

Em 1985, Tronstad et al.[247] foram os primeiros a relatar a utilização de um instrumento sónico em Endodontia. A irrigação sónica é diferente da irrigação ultra-sónica na medida em que funciona a uma frequência mais baixa (1-10 kHz) e produz tensões de cisalhamento menores.[248] A energia sónica também gera uma amplitude significativamente maior ou um maior movimento da ponta para trás e para a frente.

A ativação sónica demonstrou ser um método eficaz para desinfetar os canais radiculares.[249] O Endo-Activator utiliza energia sónica para agitar os irrigantes no sistema de canais radiculares. A ação da ponta do Endo-Activator produz frequentemente uma nuvem de detritos provenientes do conteúdo do canal. A vibração da ponta, em combinação com o movimento da ponta para cima e para baixo em movimentos verticais curtos, produz sinergicamente um poderoso fenómeno hidrodinâmico. Foi sugerido que são necessários 10.000 ciclos por minuto para otimizar o desbridamento e promover a rutura da camada de esfregaço.[250] O sistema Endo Activator foi relatado como sendo capaz de limpar os detritos dos canais laterais, remover a camada de smear layer e desalojar aglomerados de biofilme simulado dentro dos canais curvos dos dentes molares.[250] No entanto, nem todos os estudos relataram resultados semelhantes. Brito et al.[250] verificaram que a ativação sónica de EDTA e NaOCl com o dispositivo Endo Activator após procedimentos quimio-mecânicos num canal único reto não resultou numa melhor desinfeção em comparação com a irrigação convencional com agulha. Um estudo *in vivo* relatou que o Endo Activator não melhorou a capacidade da irrigação com agulha padrão para eliminar bactérias cultiváveis dos canais radiculares.

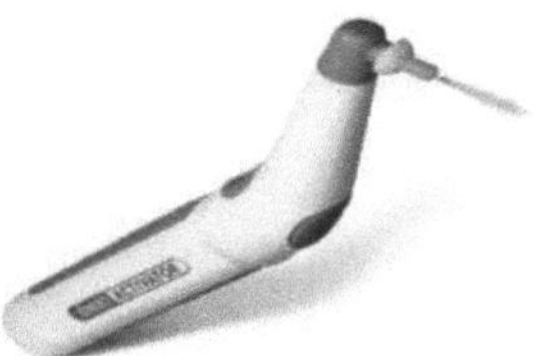

Figura 70. Ativador Endo

Shen et al[251] investigaram se a agitação mecânica (ultra-sónica ou sónica) melhorava a eficácia da clorexidina contra as bactérias do biofilme *in vitro*. Para a agitação mecânica, foi colocada uma ponta de ultra-sons ou uma ponta Endo Activator (sónica) 5 mm acima do topo do biofilme multi-espécies, que estava imerso no irrigante. Esta foi a distância mínima entre a ponta ultra-sónica ou sónica e a superfície do biofilme na qual as agitações mecânicas não perturbaram ou dispersaram as bactérias. Após o tratamento, a quantidade de bactérias mortas nos biofilmes foi analisada por coloração de viabilidade e microscopia confocal de varrimento a laser.

A agitação ultra-sónica ou sónica de baixa intensidade, que não perturba nem dispersa as bactérias do biofilme, melhora a ação dos desinfectantes contra as bactérias do biofilme. Os mecanismos exactos do aumento da destruição não foram identificados e podem ser diferentes em situações diferentes. Quando a ponta do EndoActivator foi colocada 5 mm acima do topo do biofilme neste estudo, o fluxo acústico foi ligado ao movimento rápido da solução de irrigação num vórtice à volta do biofilme.[251]

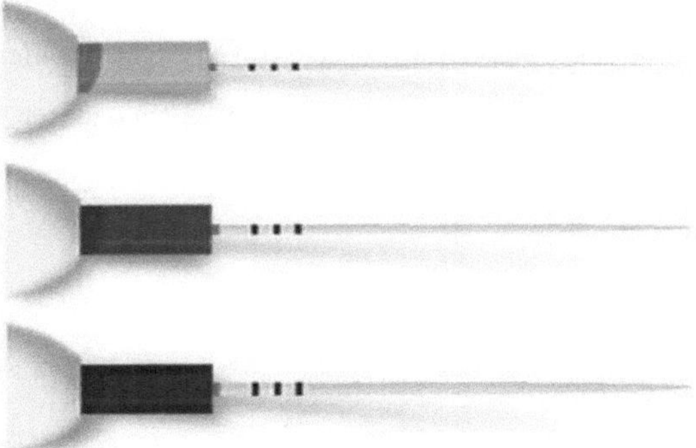

Figura 71. Pontas do Ativador Endo

Este transporte melhorado pode ser parcialmente responsável pelo aumento da morte de bactérias de biofilme expostas a combinações de desinfetante e agitação mecânica. A observação visual de mais bolhas a sair ao longo da lima do Endo Activator durante a irrigação indica que as bolhas não saem num fluxo linear perfeito, mas o seu fluxo é turbulento e caótico; assim, a criação de uma coluna de bolhas em vez de uma linha de bolhas produz um melhor resultado. A formação de micro-bolhas que aumentam gradualmente de diâmetro até ao seu colapso provoca pequenas implosões muito eficazes, que produzem uma agitação irregular do irrigante. Os resultados mostraram que a utilização combinada de ultra-sons ou vibração sónica e clorexidina produziu um melhor efeito antimicrobiano contra biofilmes do que a clorexidina isolada. O volume de células mortas foi significativamente correlacionado com o tempo de exposição, o tipo de medicamento e o grupo de tratamento (sónico, ultrassónico ou sem agitação mecânica).[251]

2. Agitação por ultra-sons

Os ultra-sons na Endodontia foram introduzidos por Richman em 1956 para a preparação da cavidade de acesso e para a preparação e obturação dos canais. Vinte anos mais tarde, Martin[252] descreveu a ação desinfetante *in vitro* dos ultra-sons, demonstrando que a utilização combinada de ultra-sons e hipoclorito de sódio poderia ser mais eficaz do que qualquer um deles isoladamente.

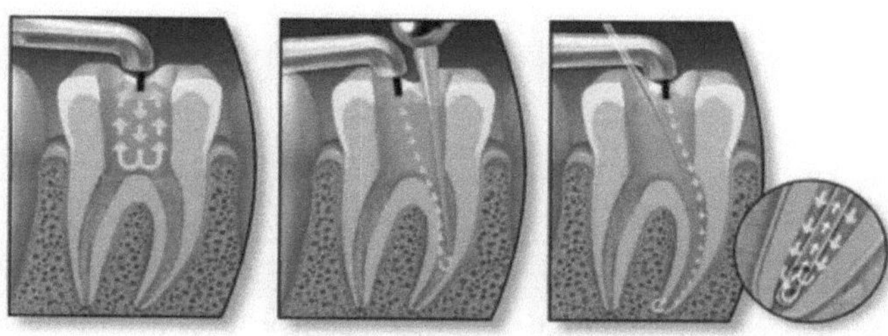

Figura 72. Agitação por ultra-sons

Os ultra-sons utilizados em Endodontia são vibrações acústicas com frequências de cerca de 25.000 ciclos/segundo. A partir da fonte de energia, as ondas ultra-sónicas são transferidas, através de um transdutor, para um líquido, onde ocorrem fenómenos físicos bem conhecidos. Um deles é a "corrente acústica" e está ligado ao movimento rápido de partículas de líquido num vórtice em torno do objeto que vibra.[248] Outro fenómeno provocado pela vibração ultra-sónica é a cavitação, que consiste na formação de micro-bolhas que aumentam gradualmente de diâmetro até colapsarem, provocando pequenas implosões muito eficazes que produzem uma agitação irregular do líquido. Estes dois efeitos são indicados[248,250] como a principal razão pela qual os detritos são removidos das paredes dentinárias. Também se deve ter em conta que os ultra-sons aumentam a temperatura do líquido que rodeia o objeto vibratório.

Numerosas investigações demonstraram que a utilização da Irrigação

Ultrassónica Passiva (PUI) após a instrumentação manual ou rotatória resultou numa redução significativa do número de bactérias ou obteve resultados significativamente melhores do que a irrigação com agulha de seringa. Além disso, uma percentagem significativamente mais elevada de canais não apresentou crescimento microbiano em amostras retiradas dos canais após a adição de irrigação ultra-sónica (80%) do que após a instrumentação manual/rotativa isolada (27%). Espécimes histológicos de um estudo *in vivo* realizado por Burleson et al.[253] confirmaram que a utilização de um minuto de irrigação activada por ultra-sons após a limpeza manual/rotativa do canal radicular e a moldagem melhorou a limpeza do canal e do istmo, porque foram deixados menos detritos necróticos/biofilme.

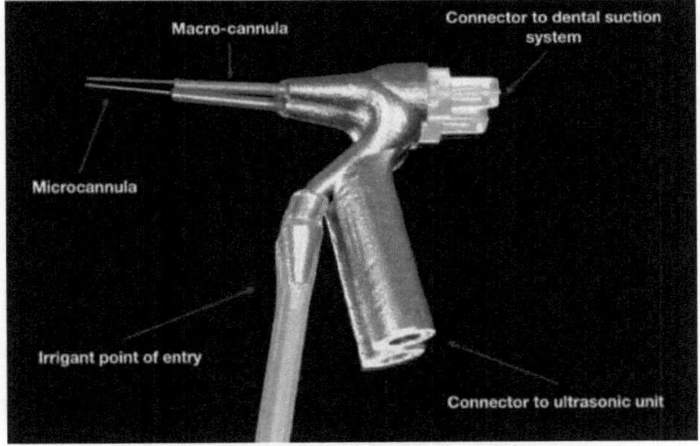

Figura 73. Partes da irrigação ultra-sónica

O mecanismo mais eficaz por detrás do efeito dos ultra-sons é a formação de bolhas de cavitação. Estas bolhas encontram-se num estado de não-equilíbrio e irão oscilar e colapsar. A dinâmica das bolhas envolvidas é frequentemente complexa devido à proximidade dos tecidos. O colapso forçado das bolhas com jactos de alta velocidade pode ser aproveitado de forma benéfica (como na remoção de biofilme) ou pode causar danos colaterais indesejáveis. Os ultra-sons focalizados de alta intensidade (HIFU) são aplicados clinicamente para gerar bolhas de cavitação em colapso em fluidos e tecidos, que colapsam com jactos de alta velocidade que podem ser utilizados para a administração de medicamentos. No entanto, deve ser lembrado que a distância da ponta ultra-sónica onde a cavitação pode ocorrer é muito curta, na ordem dos 10-100 mm.

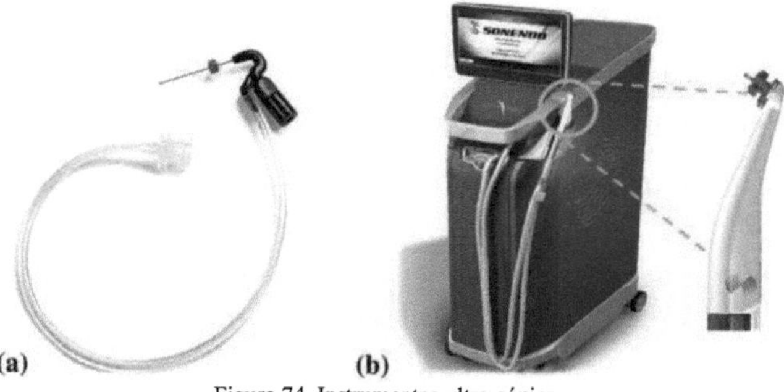

Figura 74. Instrumentos ultra-sónicos

Recentemente, Shrestha et al.[254] descobriram que as bolhas de cavitação em colapso utilizadas no tratamento com HIFU resultaram numa penetração significativa (até 1000 mm) de nanopartículas antibacterianas nos túbulos dentinários. As descobertas demonstraram a potencial aplicação de bolhas de cavitação colapsantes geradas por HIFU para fornecer nanopartículas antibacterianas aos túbulos dentinários e, subsequentemente, melhorar a desinfeção em Endodontia.

3. Desinfeção activada por Fosfo

A desinfeção foto-activada (PAD) envolve a utilização de um corante foto-ativo (fotossensibilizador) que é ativado pela exposição à luz de um comprimento de onda específico na presença de oxigénio. A transferência de energia do fotossensibilizador ativado para o oxigénio disponível resulta na formação de espécies tóxicas de oxigénio, como o oxigénio singlete e os radicais livres. Estas espécies químicas muito reactivas podem danificar proteínas, lípidos, ácidos nucleicos e outros componentes celulares.[255][256][257] O PAD foi introduzido na medicina dentária como uma forma amiga do hospedeiro de atacar os microrganismos nas infecções periodontais e endodônticas. Enquanto a maioria das outras substâncias ou métodos utilizados na desinfeção dos canais radiculares são direta ou potencialmente nocivos para o hospedeiro, o PAD visa especificamente os microrganismos sem danos colaterais. Envolve a utilização de um fotossensibilizador (PS) que é ativado pela luz na presença de oxigénio.

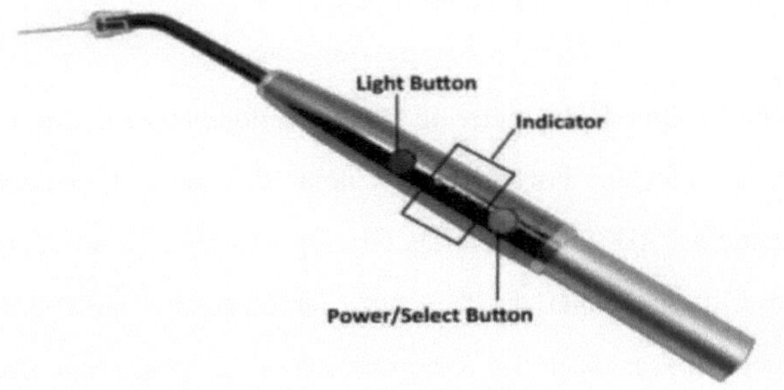

Figura 75. Desinfeção foto-activada

Existem vários factores que influenciam o fotodano, incluindo o tipo, a dose, o tempo de incubação e a localização do fotossensibilizador; a disponibilidade de oxigénio; o comprimento de onda da luz; a densidade de potência da luz; e a fluência da energia da luz. Uma caraterística importante da terapia fotodinâmica é a sua dupla seletividade inerente; em primeiro lugar, ao conseguir um aumento da concentração do fotossensibilizador através da ligação específica aos tecidos-alvo e, em segundo lugar, ao limitar a irradiação a um volume específico. Na terapia fotodinâmica antibacteriana, a fotodestruição é causada principalmente por danos na membrana citoplasmática e no ADN.[258][259]

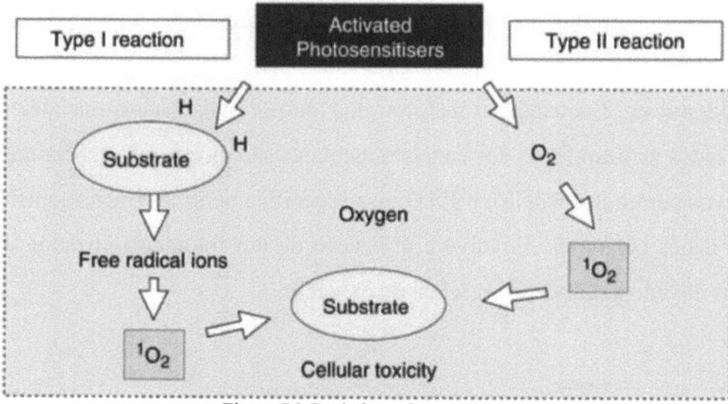

Figura 76. Desinfeção foto-activada

A eficácia da PAD pode depender de factores ambientais e microbiológicos no local da infeção. Foi registada uma diferença fundamental na suscetibilidade à PAD entre bactérias Gram-positivas e Gram-negativas.[261][262] Em geral, as moléculas de PS neutras, aniónicas ou catiónicas podem matar eficazmente as bactérias Gram-positivas, ao passo que apenas as moléculas de PS catiónicas ou as estratégias que permeabilizam a barreira de permeabilidade das Gram-negativas em combinação com moléculas de PS não catiónicas são capazes de matar vários registos de espécies Gram-negativas.

Esta diferença de suscetibilidade entre as espécies das duas classificações bacterianas foi explicada pela sua fisiologia, uma vez que as espécies Gram-positivas têm uma membrana citoplasmática rodeada por uma parede celular relativamente porosa composta por peptidoglicano e ácido ipoteicóico que permite a passagem de moléculas de PS. O invólucro celular das espécies Gramnegativas é composto por uma membrana externa, uma fina camada de peptidoglicano e uma membrana citoplasmática como estrutura mais interna da parede celular. O movimento das moléculas através da parede celular das Gram-negativas é estritamente regulado na membrana externa, que é rica em lipopolissacáridos (LPS).[262 ,263] As moléculas de LPS com carga negativa têm uma forte afinidade por catiões como o cálcio (Ca-') e o magnésio (Mg-'), cuja ligação é necessária para a estabilidade termodinâmica da membrana externa.

Os fotossensibilizadores antimicrobianos, como as porfirinas, as ftalocianinas e as fenotiazinas (por exemplo, o azul de toluidina O e o azul de metileno), que possuem uma carga positiva, podem ter como alvo direto tanto as bactérias Gram-negativas como as Gram-positivas.[264 ,265] O azul de toluidina O e o azul de metileno são habitualmente utilizados na terapia fotodinâmica antimicrobiana oral. O funcionamento das vias de absorção auto-promovidas e dos transportadores de proteínas é modulado por entidades carregadas, como os catiões. Por conseguinte, o sucesso da PAD na eliminação de bactérias de locais anatómicos como os canais radiculares pode ser influenciado pelo microambiente rico em catiões que persiste nesses locais.

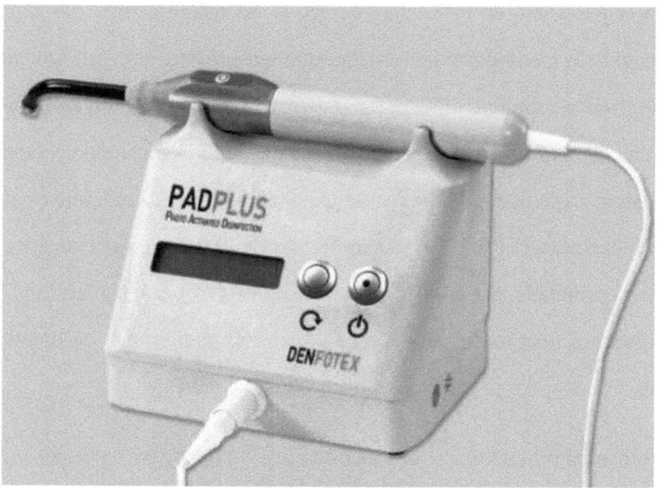

Figura 77. Sistema PAD

A PAD realizada em biofilmes endodônticos tem falhado frequentemente na eliminação microbiana efectiva, levando muitos investigadores a combinar a PAD com estratégias antimicrobianas convencionais para um desempenho superior.[258] O azul de metileno tem sido usado como fotossensibilizador para atacar microrganismos endodônticos em vários estudos. Os efeitos fotodinâmicos do azul de metileno foram investigados em biofilmes de canais radiculares multiespécies compostos por quatro espécies de microrganismos em canais radiculares experimentalmente infectados de dentes humanos extraídos.[266] O PAD conseguiu uma redução da viabilidade bacteriana de até 80%.

Os resultados deste estudo sugeriram o potencial do PAD para ser utilizado como um procedimento antimicrobiano adjuvante após o desbridamento quimio-mecânico endodôntico padrão, mas também demonstraram a importância de uma maior otimização da dosimetria da luz para a foto destruição bacteriana nos canais radiculares. Além disso, as formulações modificadas de PS com propriedades fotoquímicas e fotobiológicas melhoradas demonstraram que a natureza do solvente de PS utilizado para o PAD influencia o seu potencial bactericida.

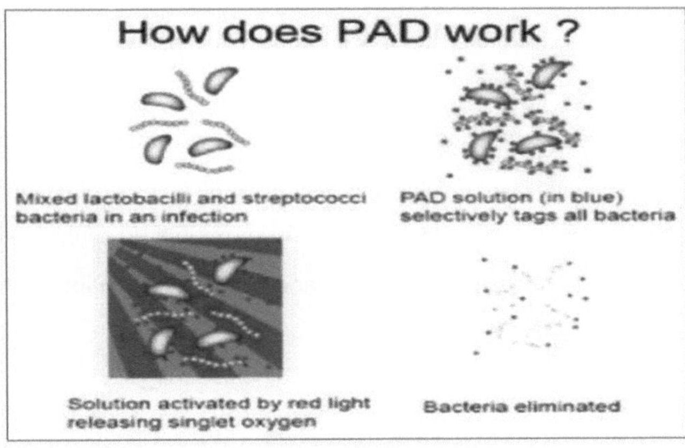

Figura 78. Mecanismo de ação doPAD

O azul de metileno dissolvido numa mistura de glicerol, etanol e água, bem como uma formulação de azul de metileno contendo uma emulsão de oxidante e transportador de oxigénio, aumentaram os efeitos fotodinâmicos do azul de metileno *in vitro*. Os resultados de um estudo recente mostraram a eficácia da terapia fotodinâmica mediada pelo azul de metileno dissolvido numa mistura de glicerol, etanol e água na presença de um meio de irradiação (perfluorodeca-hidro-naftaleno) para erradicar biofilmes *de E. faecalis* no sistema de canais radiculares de dentes humanos infectados experimentalmente.

Verificou-se que a utilização de PAD mediada por azul de metileno com formulações de PS modificadas aumenta a eficácia da PAD na destruição do biofilme *de E. faecalis* Gram-positiva e do biofilme de *Pseudomonas aeruginosa* Gram-negativa.[261] O PAD, como técnica adjuvante ao tratamento endodôntico padrão, pode ter potencial no cenário clínico, fornecendo uma grande janela terapêutica pela qual as bactérias residuais do canal radicular podem ser mortas sem prejudicar as células na região periapical.

Futuros estudos experimentais devem explorar a utilização de novas tecnologias para aumentar a entrega de azul de metileno ou azul de toluidina O nos túbulos dentinários e a aplicação de hiperoxigenação suplementar no sistema de canais radiculares para aumentar o efeito da terapia fotodinâmica.

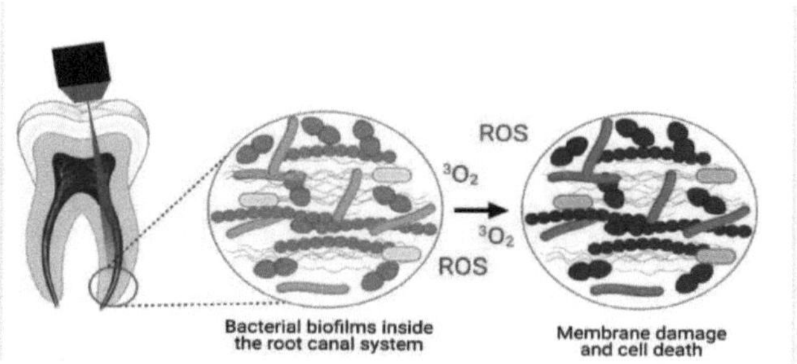

Figura 79. Morte de bactérias

Novos métodos de remoção do biofilme endodôntico

A. Nanopartículas

As nanopartículas são partículas microscópicas com uma ou mais dimensões de partícula na gama de 1-100 nm. Reconhece-se que as nanopartículas têm propriedades únicas em comparação com as suas contrapartes a granel ou em pó.[267]

Na terapia do canal radicular, as nanopartículas podem ser aplicadas como pasta ou em combinação com selantes. Têm a capacidade de difundir os componentes antimicrobianos em profundidade no tecido dentinário. O sucesso da aplicação de nanopartículas em endodontia dependerá tanto da eficácia das nanopartículas antimicrobianas como do método de distribuição utilizado para dispersar estas partículas nas complexidades anatómicas do sistema de canais radiculares.

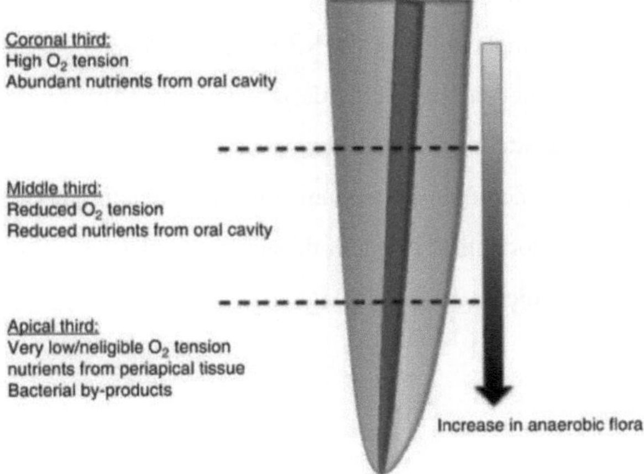

Figura 80. Gradiente de concentração de oxigénio no canal radicular do dente.

As lamas de óxido de magnésio (MgO) e de óxido de cálcio (CaO) actuaram de forma bactericida sobre as bactérias grampositivas e gram-negativas[268] , enquanto Yamamoto demonstrou que a lama de óxido de zinco (ZnO) actuou de forma bacteriostática e apresentou uma atividade antibacteriana mais forte contra as bactérias gram-positivas do que contra as gram-negativas.[269]

Sawai et al. demonstraram que, ao gerar espécies activas de oxigénio, tais como peróxido de hidrogénio e agentes antibacterianos radicais de anião superóxido, os pós de MgO, CaO e ZnO exercem o seu efeito antibacteriano.[270] A interação eletrostática entre nanopartículas de carga positiva e células bacterianas de carga negativa e a acumulação de um grande número de nanopartículas na membrana celular bacteriana têm sido associadas ao aumento da permeabilidade da membrana e à rápida perda da função da membrana.[271]

Feng et al. demonstraram que os iões de prata inactivam as proteínas e inibem a capacidade de replicação do ADN.[272] De acordo com Kim et al., as nanopartículas sintetizadas a partir de pós de prata (Ag), óxido de cobre (CuO) e ZnO são atualmente utilizadas pela sua atividade antimicrobiana.[273] A aderência dos microrganismos a um substrato permite que os micróbios escapem à ação normal de lavagem da saliva e permite que os micróbios sobrevivam a condições de crescimento difíceis.[274]

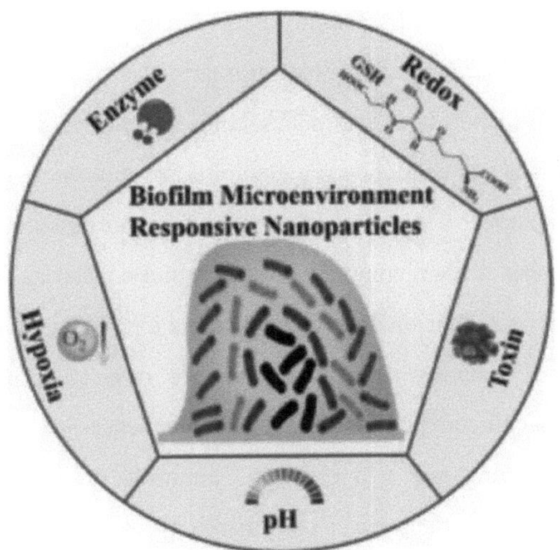

Figura 81. Nanopartículas reactivas ao microambiente do biofilme

Kishen et al demonstraram que o efeito do tamanho quântico das nanopartículas lhes permite uma interação superior com as bactérias e o substrato dentinário.[275] Revelaram ainda que, quando se permitiu que nanopartículas catiónicas numa suspensão aquosa assentassem na superfície da dentina com carga negativa, as nanopartículas catiónicas aderiram à superfície da dentina através de uma interação eletrostática. Também demonstraram que, embora a interação entre as nanopartículas e a dentina fosse fraca e facilmente perturbada, podia impedir a recolonização bacteriana e a formação de biofilme.

O quitosano (CS) é um biopolímero natural não tóxico derivado da desacetilação da quitina. Liga-se a superfícies carregadas negativamente e tem excelentes actividades antimicrobianas e antifúngicas.[276] Os mecanismos exactos da ação antibacteriana da CS e dos seus derivados ainda não foram elucidados. O segundo polissacárido mais abundante na natureza (apenas atrás da celulose), é um componente primário das paredes celulares dos fungos, dos exosqueletos dos artrópodes, como os crustáceos e os insectos, e das rádulas, bicos dos cefalópodes e gladíolos dos moluscos.A estrutura da quitina é comparável à da celulose, formando nanofibrilas cristalinas ou whiskers, e ambas actuam como suporte estrutural e material de defesa nos organismos vivos. É funcionalmente comparável à proteína queratina.

O quitosano é produzido comercialmente por desacetilação da quitina, utilizando um álcali como o hidróxido de sódio em excesso como reagente e água como solvente, que é o elemento estrutural do exoesqueleto dos crustáceos (como os caranguejos e os camarões) e das paredes celulares dos fungos.Os grupos amino carregados cationicamente do quitosano combinam-se com componentes aniónicos, como o ácido N-acetil murâmico, o ácido siálico e o ácido neurâmico, na superfície celular dos microrganismos, suprimindo o seu crescimento ao prejudicar a transição quelante dos iões metálicos e inibindo as enzimas.

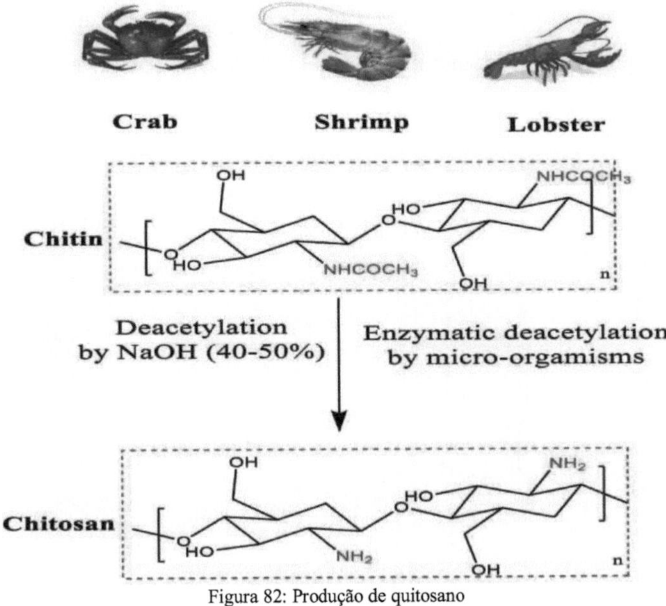

Figura 82: Produção de quitosano

O quitosano está disponível sob a forma de pó, líquido e gel. O quitosano, um polissacárido de ligação β-(1,4)da D-glucosamina, é uma forma desacetilada da quitina. O quitosano é dissolvido numa solução de ácido acético (pH = 4). A solução preparada é injectada gota a gota, utilizando uma seringa, numa solução gelificante (solução de hidróxido de sódio 3M ou solução de dodecil sulfato de sódio 50mM). A solução obtida é mantida durante 6 horas à temperatura ambiente (25° C), sendo em seguida filtrada e imersa em banhos contendo soluções de etanol/água, cujas proporções são 1/9, 3/7, 5/5, 9/1, 1/0 para obter o alcogel, que depois é submetido a uma secagem evaporativa ou a uma secagem com $C\theta2$ supercrítico para obter o pó de quitosano. A secagem evaporativa é efectuada em secagem sob vácuo (pressão reduzida) à temperatura ambiente durante 12 horas. O líquido de quitosano com concentrações de 1% em peso foi preparado por dissolução em ácido acético a 1%. A mistura foi agitada durante 24 horas para obter uma solução perfeitamente transparente. A solução de quitosano disponível está presente em concentrações de 0,5%, 1% e 2%.

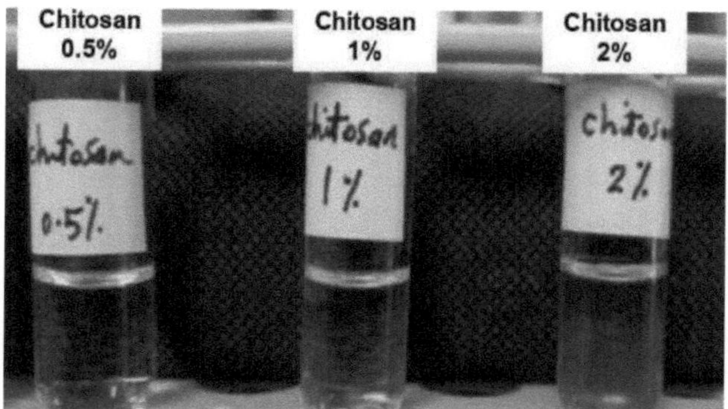

Figura 83. Concentração do líquido de quitosano

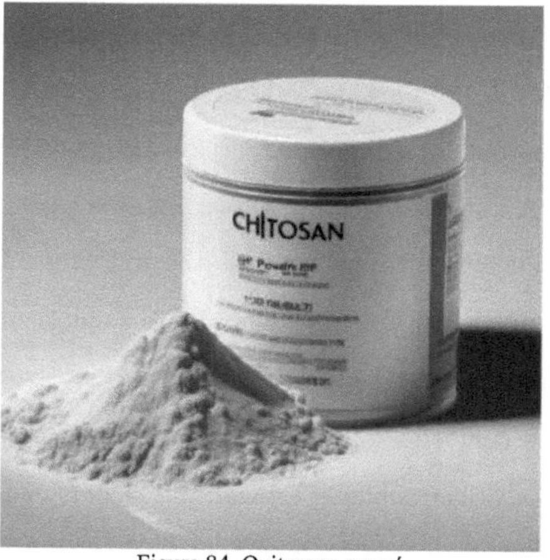

Figura 84. Quitosano em pó

Foram utilizados vários medicamentos intracanais como veículo, tais como pó de antibiótico triplo e pó de hidróxido de cálcio com líquido de quitosano

186

e gel de clorexidina a 3% com quitosano a 2%. O líquido também pode ser utilizado como irrigante do canal radicular. Tanto a quitosana a 17% como a 0,2% mostraram efeito na remoção da smear layer. O quitosano a 0,2% produziu maior microdureza e menor rugosidade superficial na dentina do canal radicular do que o EDTA a 17%. Assim, o quitosano pode substituir o EDTA num futuro próximo como irrigante do canal radicular.[276]

A solubilidade do quitosano em meio ácido é responsável pela sua atividade antibacteriana. Como resultado, as cargas negativas interagem com os catiões formados durante a protonação dos grupos amino C-2. O quitosano é utilizado no tratamento endodôntico, não só devido à sua biocompatibilidade, mas também devido aos seus excelentes efeitos desinfectantes e quelantes. Este composto orgânico é utilizado principalmente devido à sua vasta gama de atividade antimicrobiana. A atividade antifúngica e antibacteriana eficaz destes materiais é possível devido às suas propriedades físicas e biológicas.[218]

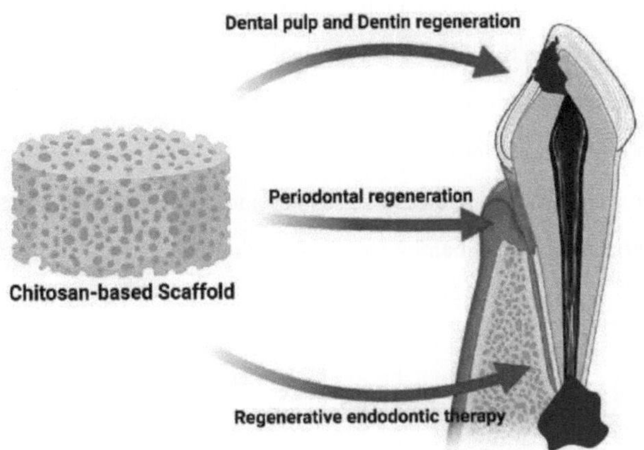

Figura 85. Estrutura de suporte à base de quitosano

No entanto, Rabea et al. afirmaram que se acredita que a interação eletrostática entre as nanopartículas CS carregadas positivamente e a membrana celular bacteriana carregada negativamente altera a permeabilidade da célula bacteriana e a perda de função.[276]

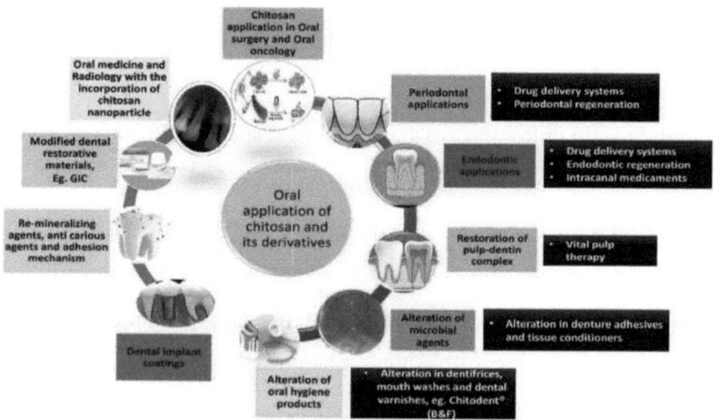

Figura 86. Aplicação de quitosano na cavidade oral

Kishen et al. examinaram as propriedades antimicrobianas de ZnO e de selantes de canais radiculares à base de resina carregados com nanopartículas de CS e ZnO.[271] Os resultados demonstraram que a adição de nanopartículas antibacterianas em selantes de canais radiculares melhora os efeitos antibacterianos diretos e difusíveis dos selantes de canais radiculares com base num ensaio antibacteriano direto e num ensaio antibacteriano restrito à membrana, respetivamente.

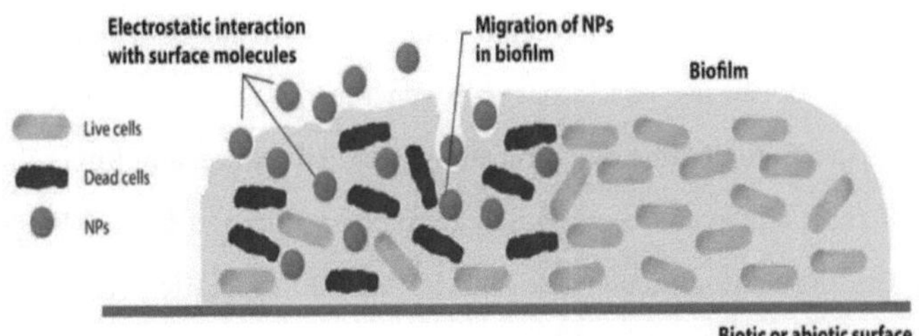

Figura 87. Interação eletrostática com moléculas da superfície

Noutra parte do seu estudo, Kishen et al indicaram que o tratamento da dentina radicular com nanopartículas de ZnO, nanopartículas mistas ZnO-CS, nanopartículas CS-Iayer-ZnO, ou nanopartículas CS, produziu uma redução de 80-95% na aderência de E. faecalis à dentina.[276] Revelaram ainda que a dentina radicular tratada com CHX e depois com nanopartículas apresenta a redução máxima (97%) na aderência bacteriana.[277]

Shrestha et al. avaliaram a eficácia das nanopartículas de CS e das nanopartículas de ZnO na eliminação do biofilme bacteriano e o efeito do envelhecimento (condicionamento com fluidos de tecidos) nas suas propriedades antibacterianas.[278] Neste estudo, foram testadas estirpes de E. faecalis nas formas planctónica e de biofilme. Foi demonstrado que a taxa de morte bacteriana pelas nanopartículas dependia da concentração e da duração da interação. Foi observada a eliminação total das bactérias planctónicas, em contraste com as bactérias do biofilme, que sobreviveram mesmo após 72 horas de interação. Verificou-se que tanto as nanopartículas de CS como as nanopartículas de ZnO mantiveram as suas propriedades antibacterianas após um envelhecimento de 90 dias.

Pasta tripla de antibióticos (TAP)

Para a regeneração pulpar, tanto o espaço pulpar como as paredes dentinárias têm de ser desinfectados o suficiente para o crescimento de tecido vital. O nível de desinfeção necessário para a regeneração é superior ao necessário para a terapia endodôntica não cirúrgica. Devido à natureza polimicrobiana do canal radicular infetado, um único antibiótico empírico é insuficiente na desinfeção do canal radicular. Os antibióticos não específicos suprimem a maior parte da flora microbiana e permitem que os microrganismos virulentos residuais repovoem o canal radicular. Por conseguinte, é essencial utilizar uma combinação de antibióticos para atuar contra todos os agentes patogénicos endodônticos e para evitar a resistência. A utilização de antibióticos em endodontia foi relatada pela primeira vez em 1951 por Grossman, sendo conhecida como PolyantiBioticPaste (PBSC). A PBSC é uma mistura de penicilina, bacitracina, estreptomicina e caprilato de sódio.

Recentemente, foi introduzida uma pasta triantibiótica contendo ciprofloxacina, metronidazol e minociclina para a esterilização e reparação de lesões. O metronidazol é um composto nitroimidazólico que apresenta um amplo espetro de atividade contra protozoários e bactérias anaeróbias. O metronidazol é seletivamente tóxico para os microrganismos anaeróbios. A tetraciclina, que inclui a doxiciclina e a minociclina, é essencialmente bacteriostática, inibindo a síntese proteica através da ligação aos ribossomas 30S em organismos susceptíveis. Apresentam um amplo espetro de atividade contra microrganismos gram positivos e gram negativos. A minociclina é um derivado semissintético da tetraciclina com um espetro semelhante de atividade antibacteriana. A ciprofloxacina é uma fluroquinolona sintética com uma ação bactericida rápida. Inibe a enzima bacteriana ADN girase, que corta o ADN de cadeia dupla, introduz uma superbobina negativa e volta a selar a extremidade cortada. Sato et al introduziram a pasta tripla de antibióticos na endodontia.[279]

Composição de 3Mix-MP

- De acordo com Hoshino et al[280]

Antibiótico (3Mix) - rácio 1:1:1
- Ciprofloxacina 200mg, Metronidazol 500mg, Minociclina IOOmg

Transportador (MP) - rácio 1:1
- Macrogol pomada, Propilenoglicol

O 3Mix é incorporado no MP utilizando o seguinte:

- 1:5 (mistura MP:3M) e 1:7 (mistura padrão).

- De acordo com Takushige T et al[281]

Os medicamentos são em pó e misturados numa proporção de 1:3:3 (3 Mix) e adicionados com macrogol-propilenoglicol (3 Mix-MP) ou com um selante de canal (3 Mix-sealer).

Observou-se que as combinações de antibióticos eram eficazes contra lesões cariosas e endodônticas in vitro. Hoshino et al[280] determinaram que 25 µg cada/ml de mistura dos antibióticos ciprofloxacina, minociclina e metronidazol eram eficazes na esterilização da dentina radicular infetada in vitro.

Sato et al[282] estudaram a capacidade de uma mistura de ciprofloxacina, minociclina e metronidazol (0,5 mg de cada) num estudo in vitro para eliminar a infeção experimental em camadas profundas da dentina radicular por E. coli.

Noutro estudo in vitro, a combinação inibitória mínima para a ciprofloxacina
e a minociclina contra biofilmes de E. faecalis e E. faecium foi de 5 e 20 µg,
respetivamente, e o metronidazol não teve qualquer efeito inibitório. Devido
à descoloração causada pela minociclina, são utilizados outros antibióticos,
como a ampicilina ou a clindamicina.

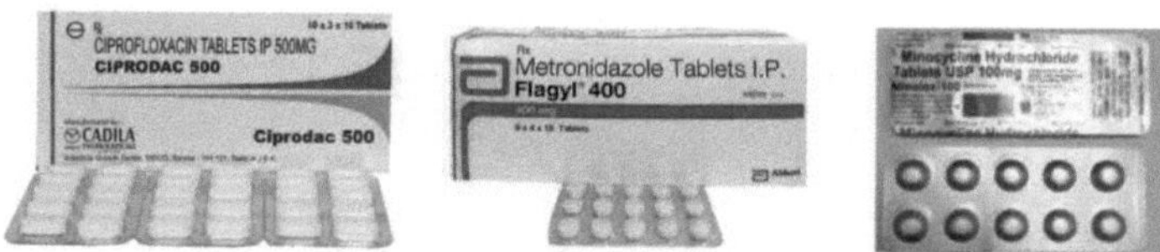

Figura 88. Comprimidos de antibiótico triplo

A.I Nanopartículas orgânicas

A.I.i Grafeno

O hipoclorito de sódio tem sido utilizado como irrigante intracanal devido à
sua potente capacidade antimicrobiana e de dissolução de tecidos. Mas uma
das suas principais desvantagens como irrigante é o facto de causar hemólise
rápida e ulceração dos tecidos moles se for extrudido apicalmente. Ao
incorporar grafeno em nanopartículas de prata, a propriedade antibacteriana
permaneceu a mesma, no entanto, os efeitos citotóxicos para o osso, o
antimicrobiano e os tecidos moles mostraram redução.

As nanoplaquetas de grafeno, um derivado do grafeno, também
demonstraram propriedades antimicrobianas contra vários microrganismos,
especialmente S. mutans, num estudo efectuado por Rago et al. As imagens

SEM mostraram que existe uma forte ligação mecânica entre as nanoplaquetas de grafeno e as células, o que implica a contração e a captura das células, conduzindo à morte destes microrganismos.[218]

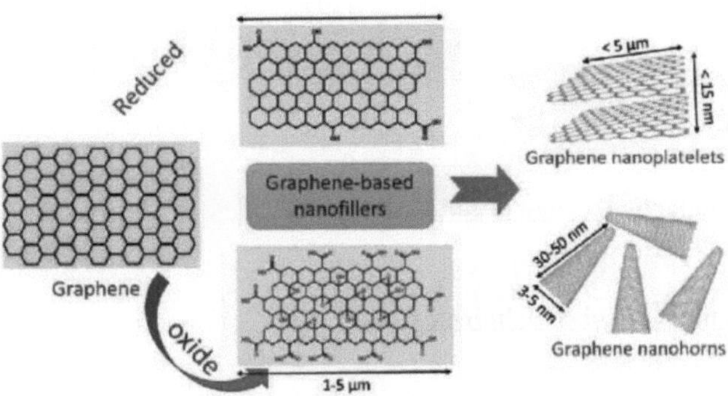

Figura 89: Nanoplaquetas de grafeno

A.l.ii Ácido poli(lático) co-glicólico

As nanopartículas de ácido poli (lático) co-glicólico incorporadas com fármacos fotoactivos são utilizadas como adjuvante essencial na erradicação de microrganismos dos canais endodônticos. A combinação destas NPs preenchidas com azul de metileno e luz é utilizada para reduzir as contagens microbianas aderidas à dentina radicular e aos canais.

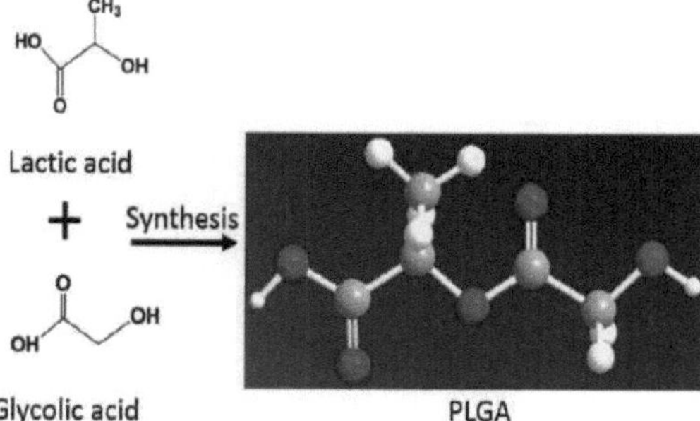

Figura 90. Ácido poli (lático) co-glicólico

A.II Nanopartículas não orgânicas

A.II.i Nanopartículas de hidroxiapatite

O HAP é um material altamente biocompatível capaz de se ligar ao osso, reduzindo assim qualquer reação inflamatória local ou sistémica, pelo que pode ser utilizado como agente de cicatrização periapical.

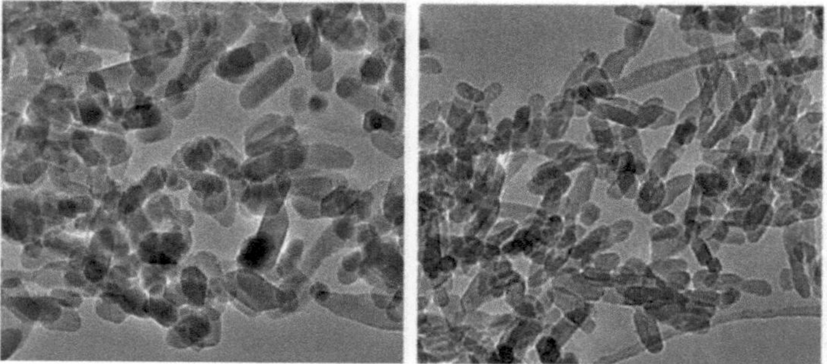

Figura 91. Imagem TEM das nanopartículas de hidroxiapatita

A.III. Nanopartículas metálicas

i Nanopartículas de prata (AgNP's)

As NPs de prata produzidas biologicamente demonstraram uma propriedade antibacteriana eficaz contra *Enterococcus* ybec^/AD. A descoloração é um dos inconvenientes da utilização de AgNPs no tratamento endodôntico de dentes anteriores. Os nanomateriais de prata revestidos com polivinil resultaram numa redução da citotoxicidade quando comparados com o hipoclorito de sódio.

De acordo com a análise in-vitro, 17% EDTA-AgNPs mostrou atividade antimicrobiana contra células planctônicas e biofilmes microbianos.Além disso, verificou-se que tem capacidade quelante semelhante ao EDTA 17% em 1 e 10 min de tratamento em baixa e alta concentração de AgNPs (16 e 512 µg/ml). As nanopartículas de prata são um dos materiais utilizados para este fim. Elas têm propriedades antibacterianas e antifúngicas. No entanto, também são susceptíveis de ter efeitos inflamatórios, oxidativos, genómicos e citotóxicos. [283]

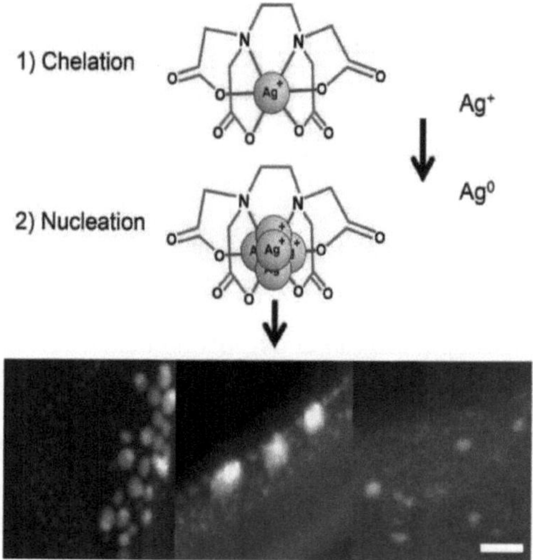

Figura 92. Nanopartículas de prata

Vidro bioativo

O vidro bioativo (BAG) é constituído por SiO2, Na2O, CaO2 e P2O5 em diferentes concentrações.[284] Tem sido alvo de um interesse considerável na desinfeção dos canais radiculares devido às suas propriedades antibacterianas. Stoor et al. atribuíram o mecanismo antibacteriano do BAG ao seu pH elevado, aos efeitos osmóticos e à precipitação de Ca/P.[285] Zehnder et al. demonstraram que, em comparação com o CH, o BAG apresentava efeitos antibacterianos significativamente menores como medicamento intracanal.[286]

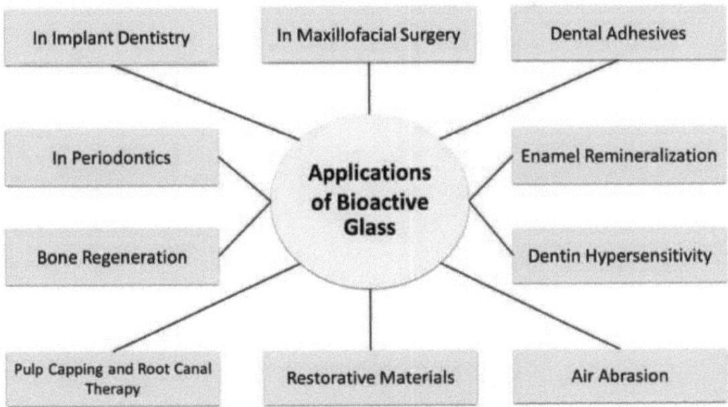

Figura 93. Aplicações do vidro bioativo

Além disso, Gubler et al.[287] demonstraram que o BAG não impedia eficazmente a recontaminação de canais radiculares instrumentados. A incorporação de cargas nanométricas de BAG em materiais de obturação radicular de poliisopreno (PI) e policaprolactona (PCL) tornou o material compósito resultante bioativo e permitiu uma melhor mineralização.[288]

Os sistemas de administração de fármacos podem ser divididos em nanofármacos como portadores próprios, nanofármacos com nanoportadores, nanofármacos com outros portadores ou fármacos com nanocarreadores. As nanofibras são um dos exemplos de transportadores de fármacos em endodontia.

Graças à sua biocompatibilidade e semelhança com os tecidos perdidos e às suas propriedades bactericidas, podem ser uma alternativa aos agentes habitualmente utilizados. No caso da revascularização da polpa, são utilizadas várias formas de nanopartículas (nanotubos, nanofibras, matrizes). Estas últimas são classificadas como compostas por poliácidos (lático, glicólico e caprolactona).

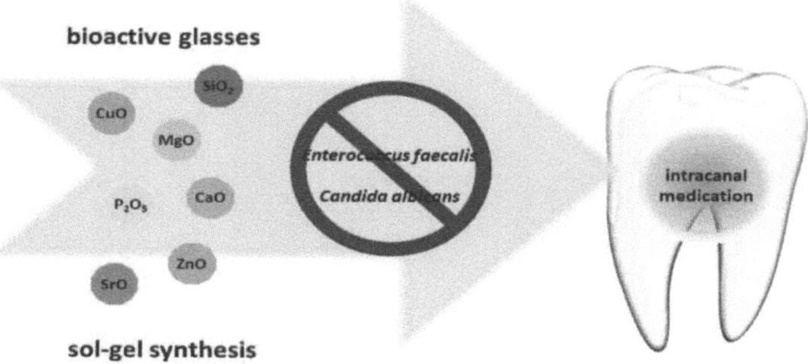

Figura 94. Óculos bioactivos

Em 1960, Hench et al desenvolveram um vidro bioativo que consistia em proporções estritamente definidas: óxido de sódio, óxido de cálcio, pentóxido de fósforo e dióxido de silício. Este material é amplamente utilizado na reparação de dentes devido à sua capacidade de se ligar aos ossos. Além disso, o vidro bioativo tem excelentes propriedades regenerativas e antimicrobianas. A sua estrutura permite o crescimento de novo tecido ósseo diretamente sobre ele. O processo de regeneração do tecido ósseo é possível devido à composição química semelhante do vidro bioativo, do osso humano e da dentina.

O vidro bioativo é utilizado com sucesso na remineralização da dentina. Isto é possível através da precipitação de minerais por solubilidade após o contacto do vidro bioativo com plasma humano ou soro fisiológico. Como consequência, a apatite de carbonato de hidroxilo (HCA) cristaliza-se na interface vidro/tecido. O vidro bioativo é mais eficaz no selamento da dentina. Este processo é eficaz devido às propriedades hidrofílicas dos materiais e à consequente expansão da humidade em direção à parede do canal.[218]

O vidro bioativo também tem propriedades antibacterianas. Isto é possível quando vários factores funcionam em conjunto. Estes incluem pH elevado, precipitação de Ca/P e efeitos osmóticos. O aumento do pH ocorre quando o biovidro é dissolvido em água, libertando assim iões. Por sua vez, os iões Ca/P precipitados iniciam a mineralização na superfície do biofilme, e um aumento da pressão osmótica acima de 1% inibe numerosos biofilmes. Os selantes de canais radiculares à base de resina podem ser enriquecidos com nanopartículas de, por exemplo, ZnO. O enriquecimento dos selantes com nanopartículas de óxido de zinco melhora as propriedades antimicrobianas através de uma melhor difusão dos selantes dos canais radiculares. Uma elevada percentagem de biofilme *de E. faecalis* reduziu a adesão à dentina através do tratamento da dentina da raiz com nanopartículas de ZnO, mistura ZnO/CS, ZnO da camada CS ou NP CS. As suspensões de óxido de magnésio e de óxido de cálcio têm um efeito bactericida sobre o biofilme de bactérias gram-positivas e negativas. Por outro lado, a suspensão de óxido de zinco tem um efeito antibacteriano mais forte contra o biofilme de bactérias Gram-positivas do que Gram-negativas, e também tem um efeito bacteriostático. O óxido de zinco é utilizado principalmente pelas suas propriedades antimicrobianas.[218]

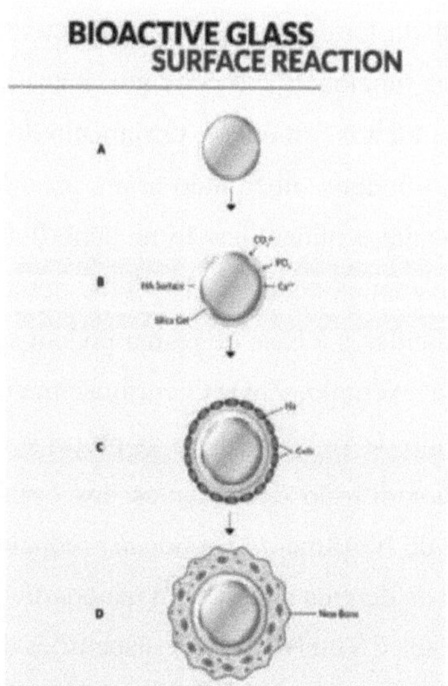

Figura 95. Reação da superfície do vidro bioativo

LASER:

Seal et al. compararam a destruição bacteriana de biofilmes de Streptococcus intermedins em canais radiculares utilizando fotossensibilização letal com várias combinações de concentração de fotossensibilizador e dose de luz laser ou irrigação com NaOCl a 3%.[289] Os resultados mostraram que o uso combinado de um agente fotossensibilizador e um laser de baixa potência direcionado à cavidade de acesso foi bactericida para biofilmes de S. intermedins em canais radiculares, mas não foi capaz de atingir a morte total, ao contrário do NaOCl a 3%. Araki et al. avaliaram o efeito do laser Er:YAG no terço apical das raízes de dentes recém-extraídos para eliminar a contaminação microbiana na superfície do ápice radicular e concluíram que pode ser considerado uma ferramenta eficaz para a remoção do biofilme apical.[290]

Num estudo in vitro, Bergmans et al. verificaram que os agentes patogénicos endodônticos que cresciam sob a forma de biofilmes eram difíceis de erradicar, mesmo após exposição direta ao laser.[291] Soukos et al. investigaram os efeitos da terapia foto-dinâmica (PDT) nos agentes patogénicos endodônticos em fase planctónica, bem como nos biofilmes de E. faecalis em canais radiculares experimentalmente infectados de dentes extraídos.[292] As estirpes de microrganismos foram sensibilizadas com azul de metileno (25 pg/mL) durante 5 minutos, seguido de exposição a luz vermelha de 665 nm com uma fluência de energia de 30 J/cm. O azul de metileno eliminou completamente todas as espécies bacterianas, exceto a E. faecalis (53% de morte). A mesma concentração de azul de metileno em combinação com luz vermelha (222 J/cm) foi capaz de eliminar 97% das bactérias do biofilme E. faecalis nos canais radiculares, utilizando uma fibra ótica com múltiplos difusores cilíndricos que distribuíam uniformemente a luz a 360 graus.

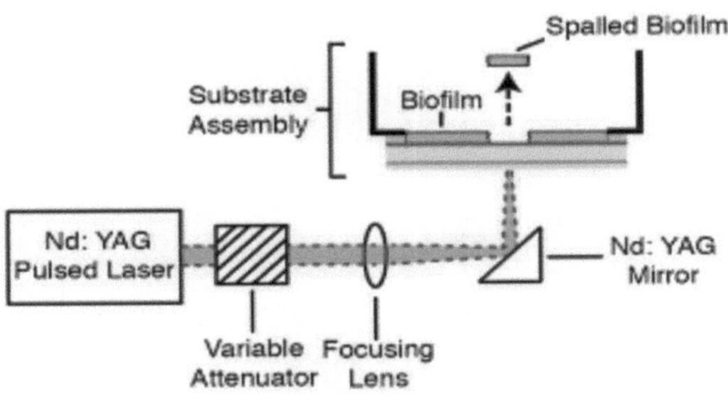

Figura 96. Utilização do LASER.

Noiri et al[293] examinaram o efeito in vitro do laser Er:YAG contra biofilmes formados por Actinomyces naeslundii, E. faecalis, Lactobacillus casei, Propionibacterium acnés, Fusobacterium nucleatum, Porphyromonas gingivalis ou Prevotellanigrescens. Os resultados demonstraram que o laser Er: YAG foi eficaz contra biofilmes de 6 das espécies bacterianas examinadas, exceto os formados por L. casei. Após a irradiação, o número de células viáveis nos biofilmes diminuiu significativamente, enquanto se observaram alterações atróficas nas células bacterianas e uma redução da densidade celular dos biofilmes a nível morfológico.

Concluíram que os lasers de Er:YAG podem ser adequados para aplicação clínica como dispositivo supressor e removedor de biofilmes em tratamentos endodônticos. De um modo geral, embora a maioria dos estudos apoie a eficácia dos lasers contra os biofilmes endodônticos, devem ser efectuados mais estudos para confirmar este facto.[293]

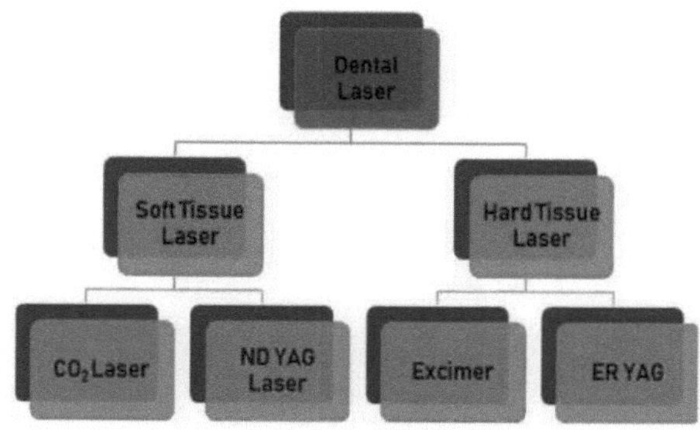

Figura 97.Tipos deLASER

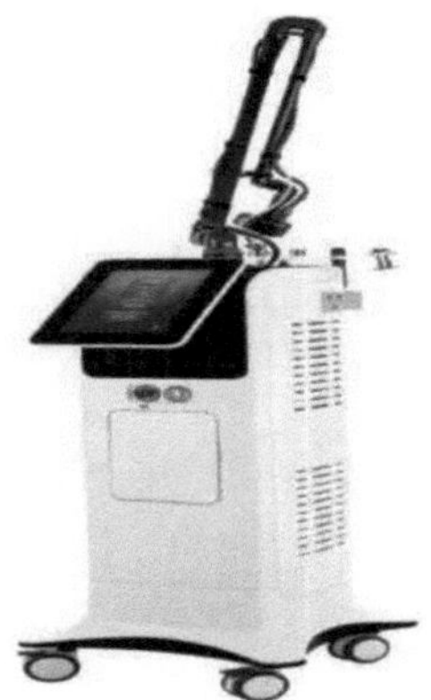

Figura 98. CO LASER$_2$

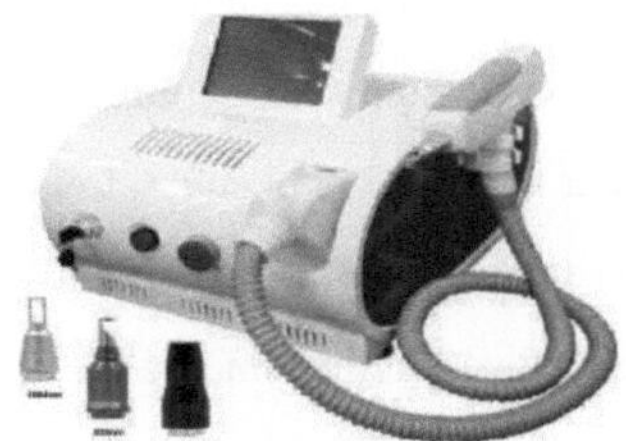

Figura 99.LASER Nd:YAG

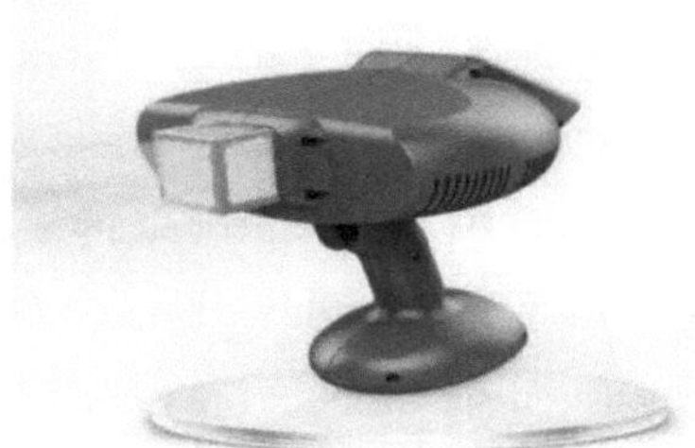

Figura 100. Excimer

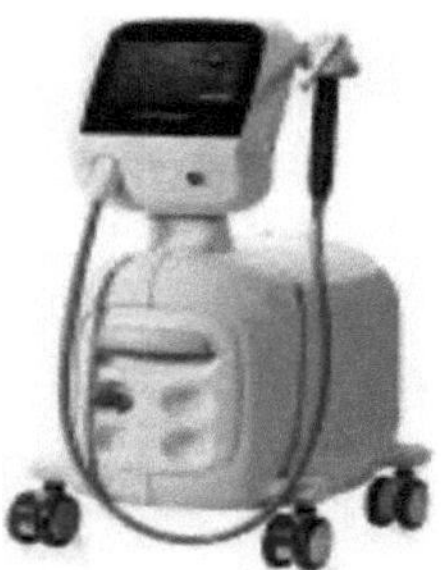

Figura 101.Er:YAG

Ozono

O ozono (03) é uma forma gasosa energizada e instável de oxigénio que se dissocia rapidamente em oxigénio (02), libertando uma forma reactiva de oxigénio, também conhecida como oxigénio singlete (O). O oxigénio singlete é capaz de oxidar as células. Foi sugerido que o ozono atinge a sua eficácia antimicrobiana sem desenvolver resistência aos medicamentos.[294] O gás ozono é atualmente utilizado clinicamente no tratamento endodôntico. No entanto, os resultados dos estudos sobre a sua eficácia contra os agentes patogénicos endodônticos têm sido inconsistentes. Esta inconsistência é atribuída à falta de informação sobre a duração ideal da aplicação e a concentração que deve ser utilizada.[295] De forma a atingir uma concentração relativamente não tóxica para os tecidos periapicais e da mucosa oral, a concentração de gás ozono atualmente utilizada em Endodontia é de 4 g/m'. Esta concentração demonstrou ser ligeiramente menos citotóxica do que o NaOCl a 2,5%.

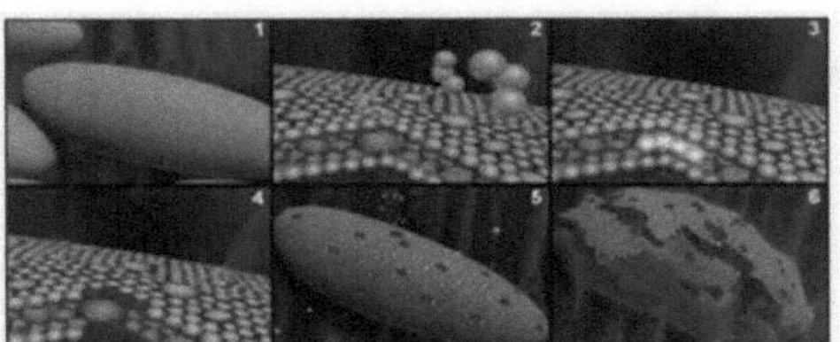

Figura 102. Lise bacteriana devido ao ataque de moléculas de ozono

O ozono aquoso (até 20 mg/mL.) não mostrou essencialmente nenhuma toxicidade para as células orais in vitro.[294] Hems et al. mostraram que o ozono tinha um efeito antibacteriano nas células planctónicas de E. faecalis e nas suspensas em fluidos, mas pouco efeito nas células incorporadas numa estrutura de biofilme.[291] Além disso, a eficácia antibacteriana do ozono não era comparável à do NaOCl. Huth et al. avaliaram a eficácia antimicrobiana do ozono aquoso (1,25-20 mg/mL) e gasoso (1-53 g/m3) como um antissético alternativo contra agentes patogénicos endodônticos em suspensão e num modelo de biofilme.[297]

E. faecalis, Candida albicans, Peptostreptococcus micros, e Pseudomonas aeruginosa foram cultivados em cultura planctónica ou em biofilmes mono-espécie nos canais radiculares durante 3 semanas. Concluiu-se que o ozono gasoso e aquoso altamente concentrado foi eficaz em termos de dose, estirpe e tempo contra os microrganismos testados em suspensão e no modelo de teste de biofilme. Viera et al[298] avaliaram a eficácia antimicrobiana do ozono dissolvido contra modelos planctónicos e de biofilme de Pseudomonas fluorescens. Os resultados mostraram que mesmo uma baixa concentração de ozono (0,10,3 ppm) foi capaz de matar completamente as bactérias após 15 ou 30 minutos de tempo de contacto. No entanto, a ação desinfetante do ozono nos modelos de biofilme foi menos eficaz em comparação com as bactérias planctónicas. Nos modelos de biofilme, apenas foi alcançada uma diminuição de duas ordens de grandeza. Não se observou um aumento da eficácia anti- biofilme com o aumento do tempo de contacto.

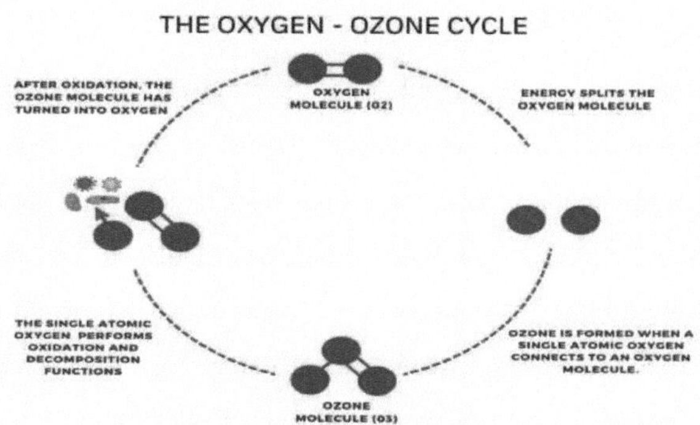

Figura 103. Ciclo Oxigénio-Ozono

Kustarci et al.[299] avaliaram a atividade antimicrobiana de um laser de titanil fosfato de potássio (KTP) e ozono gasoso em canais radiculares infectados experimentalmente. Verificou-se que tanto o laser de KTP como o ozono gasoso têm um efeito antibacteriano significativo nos canais radiculares infectados, sendo o ozono gasoso mais eficaz do que o laser de KTP. No entanto, o NaOCl a 2,5% foi superior nas suas capacidades antimicrobianas em comparação com o laser KTP e o ozono gasoso. Silveira et al[300] afirmaram que o ozono dissolvido em óleo pode ser utilizado como medicamento intracanal.

O ozono tem a vantagem sobre outros agentes produtores de radicais livres, na medida em que as células humanas normais estão protegidas dos efeitos do stress oxidativo do ozono, se utilizado em quantidades corretas, e, além disso, o ozono parece promover uma estimulação e ativação das enzimas envolvidas na eliminação de peróxidos e radicais livres (glutationa peroxidada, catalase e superóxido dismutase), aumentando assim a capacidade de resposta imunitária e uma resposta de cura mais rápida.

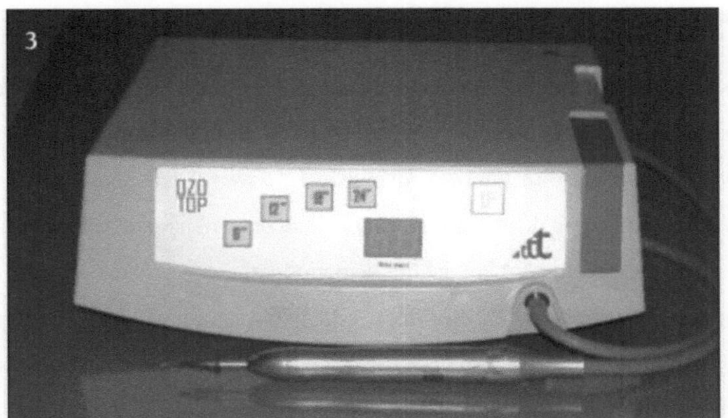

O ozono também elimina o odor anaeróbico caraterístico associado a alguns dentes cronicamente infectados. Durante o regime de limpeza, utilizamos uma combinação de hipoclorito de sódio aquecido e agitado por ultra-sons, alternado com EDTA, e Sterilox para limpar quimicamente os canais, é importante perceber que olhamos para o ozono como uma parte sinérgica do tratamento, eliminando as bactérias e oxigenando o local. O ozono actua como um super-oxigenador, levando oxigénio aos tecidos e ajudando o corpo no seu processo natural de cura

O biofilme bacteriano é a causa de muitos problemas em medicina dentária e, por isso, ter algo tão poderoso como o ozono à mão para eliminar eficazmente o agente causador da maioria das infecções dentárias é uma ferramenta excitante, segura e eficaz.

10. CONCLUSÃO

"A infeção endodôntica mais comum é causada pelo crescimento de microrganismos associados à superfície. As infecções endodônticas são causadas por biofilmes multiespécies e a interação entre diferentes organismos pode contribuir para a evolução da periodontite apical e para o resultado clínico.

Os biofilmes bacterianos são muito prevalentes nos canais radiculares apicais dos dentes com periodontite apical primária e pós-tratamento. *[ii]Diz-se corretamente que o tratamento dos canais radiculares não causa dor, mas alivia-a. "*O padrão de arranjo da comunidade bacteriana no canal preenche os critérios aceitáveis para incluir a periodontite apical no conjunto de doenças causadas por biofilmes. A ultra-estrutura dos biofilmes endodônticos deve ser estudada de modo a proporcionar uma melhor compreensão da sua fisiologia, ecologia, patogenicidade e resposta ao tratamento. Para desvendar a composição específica dos biofilmes endodônticos, será necessária a integração de sofisticadas abordagens microscópicas e de microbiologia molecular. Este conhecimento pode ser de extrema importância não só para promover uma compreensão refinada dos biofilmes endodônticos, mas também para ajudar a desenvolver melhores estratégias de tratamento. Além disso, as técnicas de caraterização da comunidade aplicadas diretamente a amostras de biofilme endodôntico podem fornecer informações sobre a ocorrência de comunidades específicas relacionadas com a doença. Por exemplo, pode ajudar a identificar comunidades que estão mais relacionadas com os sintomas ou que são mais resistentes ao tratamento. O facto de os biofilmes microbianos representarem um modo de crescimento protegido que permite às células sobreviver a ambientes hostis representa um desafio no tratamento das infecções por biofilme. De importância para a medicina, os biofilmes comprometem a qualidade de vida e podem estar associados à mortalidade. A existência de biofilmes microbianos sugere uma mudança concetual importante na nossa compreensão das bactérias envolvidas em doenças ligeiras ou potencialmente fatais.

Citando a "Arte da Guerra", escrita por Sun Tzu no século VI d.C.: "Diz-se que se conheceres os teus inimigos e te conheceres a ti próprio, podes ganhar cem batalhas sem uma única derrota. Se apenas te conheceres a ti próprio, mas não ao teu adversário, poderás ganhar ou perder. Se não te conheceres nem a ti nem ao teu inimigo, estarás sempre em perigo."

A anatomia complexa dos dentes e dos canais radiculares cria um ambiente que é um desafio para instrumentar e limpar. Além disso, o ambiente químico complexo do canal radicular impede que as soluções de irrigação e os medicamentos antimicrobianos exerçam todo o seu potencial contra os microrganismos encontrados nas infecções endodônticas. Embora o nosso conhecimento das infecções persistentes, dos agentes desinfectantes e do ambiente químico do canal radicular necrótico tenha aumentado muito, não há dúvida de que é necessária mais investigação básica e clínica inovadora para melhorar e otimizar a utilização dos métodos e materiais existentes e para encontrar novas técnicas e materiais (ou combinações de materiais), a fim de alcançar o objetivo de uma desinfeção previsível e completa do sistema de canais radiculares na periodontite apical.

11. REFERÊNCIAS

1. **Jhajharia K, Parolia A, Shetty KV, Mehta LK.** Biofilme em endodontia: Uma revisão. J Int Soc Prevent Communit Dent 2015;5:1-12.

2. **Nisha Garg, Amit Garg.** Textbook of Endodontics. Capítulo 5 Biofilme e smear layer em Endodontia, página 61-65.Jaypee Brothers Medical PublishersAth Edição

3. **Costerton JW.**The Biofilm Primer. Capítulo 3 Controlo de todo o Biofilme e Comportamento. Página 85-105. Springer-VerlagBerlin, HeidelbergAst Edition.

4. **Marsh PD.** A placa dentária como um biofilme microbiano. Caries Res.2004:38: 204-211.

5. **MarshallKC.** Interfaces in microbial ecology.Harvard University Press, CambridgeMass.1976; 44-47

6. **CostertonJW, GGGeesey, GKCheng.** Como as bactérias se fixam. Sci. Am.1978;238:86-95.

7. **Costerton JW, KJ Cheng, GG Geesey, TI Ladd, JC Nickel, M Dasgupta et al.** Bacterial biofilms in nature and disease. Annu. Rev. Microbiol. 1987;41:435-464.

8. **CharacklisWG e KCMarshall.** Biofilmes: A basis for an interdisciplinary approach, 1990:3-15.

9. **Costerton JW, Z Lewandowski, DE Caldwell, DR Korber e HM** Lappin-Scott-Microbialbiofilms. Annu. Rev. Microbiol. 1995;49:711-745.

10. **CostertonJW, H M Lappin-Scott.** Introdução aos biofilmes microbianos,1995:1-11.

11. **Ilan Rotsteain, John I. Ingle.** Textbook OfEndodontics. Capítulo 3 Etiologias microbianas e não microbianas das doenças endodônticas. Página 85-109. PMPH, USA Ltd.7th edition

12. Livro de prática endodôntica **de Grossman.** Capítulo 2 Microbiologia endodôntica. Página 35-42.Wolters Kluwer.14th Edition

13. **Rodney M. Donlan, J. William Costerton.** Biofilmes: Survival Mechanisms of ClinicallyRelevant Microorganisms (Mecanismos de Sobrevivência de Microrganismos Clinicamente Relevantes). Clinical Microbiology Reviews.2002;15:2:167-193

14. **Hall-Stoodley L, Costerton JW, Stoodley** P: Bacterial biofilms: from the natural environment to infectious diseases. Nat Rev Microbiol.2004;2:95.

15. **Costerton B:** Microbial ecology comes of age and joins the general ecology community. Proc Natl Acad Sci.2004;101:49;16983-16984.

16. **Luis Chavez de** Paz.Redefinindo a infeção persistente em canais radiculares: Possível Papel das Comunidades de Biofilme! Endod.2007;33:6-12.

17. **Bowden GH.** Microbiologia da cárie da superfície radicular em humanos. J Dent Res 1990;69:1205-1210.

18. **Marsh PD.** Microbial community aspects of dental plaque (Aspectos da comunidade microbiana da placa dentária). Dental Plaque Revisited. BioLine.1999; 237-253.

19. **Marsh PD.** As doenças dentárias são exemplos de catástrofes ecológicas? Microbiologia 2003;149:279-294.

20. **Lakshmi Narayanan L, Vaishnavi C.** Microbiologia endodôntica. JCD.2010;13: 233-239.

21. **Allison DG.** A matriz do biofilme. Biofouling.2003;19:139-150.

2 2 .**Flemming HC, Wingender J.** A matriz do biofilme. Nat Rev Microbio2010;8:623-633.

23. **José F. Siqueira Jr, Isabela N. Rocas, Domenico Ricucci.** Biofilmes na infeção endodôntica. Endodontic Topics 2012, 22, 33-49.

24. **Marsh PD.** Placa dentária: significado biológico de um biofilme e estilo de vida da comunidade. J Clin Periodontol.2005;32;6:7-15.

25. **Anil Kishen, Markus Haapasalo.** Modelos de biofilme e métodos de avaliação de biofilme. Endodontic Topics.2012:22;58-78.

26. **Nair PNR, Sjogren U, Krey G, Kahnberg K.E, Sundqvist** G - Bactérias e fungos intra-radiculares em dentes humanos assintomáticos com lesões peri-apicais resistentes à terapêutica: um estudo de acompanhamento a longo prazo por microscopia de luz e eletrónica. J Endod. 1990:16: 580-588.

27. **Nair PNR.** Light and electron microscopic studies of root canal flora and periapical lesions. J Endod. 1987;13:29-39.

28. **Nair PNR.** Sobre as causas da periodontite apical persistente: uma revisão. Int Endod J. 2006;39:249-281.

29. **Sundqvist G, Figdor D.** Life as an endodontic pathogen: ecological differences between the untreated and root- filled root canals. Endod Topics 2003;6: 3-28.

30. **Baumgartner JC, Siqueira JR JF, Sedgley CM, Kishen A.** Microbiologia da doença endodôntica. In: Ingle JI, Bakland LK, Baumgartner JC, eds. Ingle's Endodontics, 6fhedn.2008;221-222.

31. **Grenier D, Mayrand D.** Relações nutricionais entre bactérias orais. Infect Immun. 1986;53: 616-620.

32. **JW Costerton, Philip S. Stewart, EP** Greenberg.Bacterial Biofilms:

A CommonCauseofPersistentInfections. Science. 1999;284:1318-1322.

33. **Hall Stoodley L, Stoodley P, Kathju S, Hoiby N, Moser C, Moser A, et al.** Towards diagnostic guidelines for biofilm-associated infections. FEMS Immunol Med Microbiol. 2012;65:146-157.

34. **Dobell C.** Antony van Leeuwenhoek and his "Little animals". Dover Publications INC, I960: 239-255.

35. **Pasteur L.** Mémoire sur la fermentation acetique. Ann. Scient. L'Ecole Normale Superiure.1864;l;133-158.

36. **Hoiby N.** Uma história pessoal de investigação sobre biofilmes microbianos e infecções por biofilmes. Pathogens Dis. 2014;70:205-211.

37. **Miller WD.** Uma introdução ao estudo da bacterio-patologia da polpa dentária. DentCosmos 1894;36:505-527.

38. **Fabricius L, Dahlen G, Ohman AE, Moller AJ.** Bactérias orais autóctones predominantes isoladas de canais radiculares infectados após vários períodos de encerramento. Scand J DentRes.1982;90:134-144.

39. **Miller, W.H.** A boca humana como foco de infeção. Dent. Cosm. 1891,33,689-713.

40. **Billings F.** Infecções focais crónicas e suas relações etiológicas com a artrite e a nefrite. Arch. Intern. Med.1912;9:484-498.

4 1. **O' ReillyPG, Claffey NM.** Uma história da sépsis oral como causa de doença. Periodontologia. 2000;23:13-18.

42. **James L Gutmann, Vivian Manjarres.** Perspectivas Históricas e Contemporâneas sobre os Aspectos Microbiológicos da Endodontia. Dent. J.2018;6; 49:1-20

43. **GrossmanL.!** Root Canal Therapy; Lea &Febiger: Philadelphia, PA, USA, 1940.

44. **Leavitt JM,Naidorf, IJ9 Shugaevesky, P.** Aeróbios e anaeróbios em endodontia. Parte I. Os anaeróbios não detectados em endodontia. Parte II. Meio de cultura sensível para a deteção de aeróbios e anaeróbios. N. Y. State Dent. J. 1955;25:377-382.

45. **Torneck C.D.** Reação do tecido conjuntivo de ratos a implantes de tubos de polietileno. Parte. II. Oral Surg. Oral Med. Oral Pathol. 1967: 24;674-683.

46. **Makkes PC,Thoden van Velzen SK9 WesselinkPR.** Reacções do organismo vivo a tecidos mortos e fixados. J. Endod.1978;4:17-21.

47. **Moller AJR.** Microbiological Examination of Root Canals and Periapical Tissues ofHuman Teeth. Odontol. Tidskr.1966;74;l:380-386.

48. **Kakehashi S, Stanley HR, Fitzgerald RJ.** Os efeitos de exposições cirúrgicas de polpas dentárias em ratos de laboratório convencionais e sem germes. Oral Surg Oral Med Oral Pathol 1965;20:340-349.

49. **WinklerKC, Van Amerongen J.** Bactériologie results from 4,000 root canal cultures. Oral Surg. Medicina Oral. Oral Pathol. 1959; 12:857-875.

50. **BuchbinderM.** Resultados da cultura de canais radiculares através de um método anaeróbio simples. J. Dent. Res. 1940;19:426-430.

51. **ShayD.** A seleção de um meio adequado para a cultura de canais radiculares. J. Dent. Res. 1947;26:327-333.

52. **Buchbinder M, Wald AH.** Método melhorado para a cultura de canais radiculares. J. Am. Dent. Assoc.1939;26:1697-1699.

5 3.**SlackGL.** A microbiologia da polpa e dos tecidos periapicais. In

Transactions of the Second International Conference on Endodontics; University of Pennsylvania: Philadelphia, PA, USA.1958;39-52.

54. **Bergenholtz G, DahlenG.** Avanços no estudo das infecções endodônticas: Introduction. Endod. Top. 2004:9:1-4.

55. **Heukelekian H, Heller A.** Relação entre a concentração de alimentos e a superfície para o crescimento bacteriano. J Bacteriol. 1940;40:547-558.

56. **Zobell CE.** O efeito das superfícies sólidas na atividade bacteriana. J Bacteriol 1943;46:39-56.

57. **Prasanna Neelakantan, MonicaRomero₉ JorgeVera₉ UmerDaood, Asad U. Khan, Aixin Yan et** al.Biofilms in Endodontics-Current Status and Future Diretions. Int. J. Mol. Sei. 2017;18:17-48

58. **Lewis K.** Riddle of biofilm resistance (Enigma da resistência ao biofilme). Antimicrob Agents Chemother. 2001;45:999-1007.

59. **Delphine Dufour, Vincent Leung, Ceeline M. Leevesque.** Biofilme bacteriano: estrutura, função e resistência antimicrobiana Endodontic Topics. 2012; 22: 216.

60. **Flemming HC, Wingender J.** Relevance of microbial extracellular polymeric substances (EPSs) Part I: Structural and ecological aspects. Water Sci Technol 2001;4;3:l-8.

61. **Costerton JW.** Estrutura e plasticidade em vários níveis de organização na célula bacteriana. Can J Microbiol 1988; 34;4: 513-521.

62. **Peña J, Bargar JR, Sposito G.** Role Ofbacterial biomass in the sorption ofNi by biomass-bimessite assemblages. Environ Sci Technol 2011; 45;17: 73387344.

63. **Sutherland IW.** The biofilm matrixan immobilized but dynamic

microbial environment. Trends Microbiol 2001; 9;5: 222-227.

64. **Anwar H, Dasgupta MK, Costerton JW.** Testing the susceptibility Ofbacteria in biofilms to antibacterial agents. Antimicrob Agents Chemother. 1990; 34:11: 2043-2046.

65. **Sugano M, Morisaki H, NegishiYet** alEfeito potencial dos lipossomas catiónicos nas interações com células bacterianas orais e biofilmes. J Liposome Res 2016; 26;2: 156-162.

66. **Hoyle BD, Jass J, Costerton JW.** The biofilm glycocalyx as a resistance fator. J AntimicrobChemother 1990; 26;l:l-5.

67. **Arciola CR, Campoccia D, Speziale P, Montanaro L, Costerton JW.** Formação de biofilme em infecções de implantes por Staphylococcus. Uma revisão dos mecanismos moleculares e implicações para materiais resistentes ao biofilme. Biomaterials. 2012; 33;26:5967-5982.

68. **Joo HS, Otto M.** Mechanisms of resistance to antimicrobial peptides in staphylococci (Mecanismos de resistência a péptidos antimicrobianos em estafilococos). BiochimBiophys Ata. 2015;1848;ll:3055-3061.

69. **Vlkova B, Szemes T, Minarik G.** Food-borne enterococci and their resistance to oxidative stress. J Microbiol. 2011;49;4: 657-662.

70. **Maira-Litran T, Allison DG, Gilbert P.** Uma avaliação do potencial do operão de resistência múltipla aos antibióticos (mar) e da bomba de efluxo de múltiplos fármacos acrAB para moderar a resistência à ciprofloxacina em biofilmes de Escherichia coli. J Antimicrob Chemother.2000; 45;6:789-795.

71. **Farr SB, Kogoma T.** Oxidative stress responses in Escherichia coli and Salmonellatyphimurium. MicrobiolRev 1991; 55;4: 561-585.

72.**Brown SM, Howell ML, Vasil ML, Anderson AJ, Hassett DJ.** Clonagem e caraterização do gene katB de Pseudomonas aeruginosa que codifica uma catalase induzida por peróxido de hidrogénio: purificação de KatB, localização celular e demonstração de que é essencial para uma resistência óptima ao peróxido de hidrogénio. JBacteriol 1995; 177;22: 6536-6544.

73.**Kummerle N, Feucht HH, Kaulfers PM.** Resistência ao formaldeído mediada por plasmídeo em Escherichia coli: caraterização do gene de resistência. Antimicrob Agents Chemother. 1996;40;10: 2276-2279.

74.**Talagrand-Reboul E, Jumas-Bilak E, Lamy B.** A vida social de aeromonas através de sistemas de deteção de biofilme e quorum. Front Microbiol 2017; 8:37-40.

75.**Platt TG, Fuqua** C.Whats in a name? A semântica do quorum sensing. Trends Microbiol 2010; 18;9: 383-387.

76.**Newton JA, Fray RG.** Integração de sinais ambientais e derivados do hospedeiro com deteção de quorum durante as interações planta-micróbio. Cell Microbiol 2004; 6;3: 213-224.

77.**Parsek MR, Val DL, Hanzelka BL, Cronan JE Jr, Greenberg EP.** Geração de sinais de quorum-sensing de acil homoserina-lactona. Proc Natl Acad Sci USA 1999; 96;8: 4360-4365

78.**Watnick P, Kolter R.** Biofilm, city of microbes (Biofilme, cidade dos micróbios). J Bacteriol 2000; 182;10: 2675-2679.

79.**Abee T, Kovacs AT, Kuipers OP, Van der Veen S.** Formação e dispersão de biofilme em bactérias Gram-positivas. Curr Opin Biotechnol.2011;22;2:172-179

80.**Hassett DJ, Ma JF, Elkins JG, Mc Dermott TR, Ochsner UA, Haung CT et al.** Quorum sensing in Pseudomonas aeruginosa controls expression of catalase and superoxide dismutase genes and mediates biofilm susceptibility to hydrogen peroxide. Mol Microbiol. 1999;34;5:1082-1093.

81. **Shih PC, Huang CT.** Efeitos da deficiência de quorum-sensing na formação de biofilme de pseudomonas aeruginosa e resistência a antibióticos. J Antimicrob Chemother 2002;49;2:309-314.

82. **Weinberg ED.** Disponibilidade de ferro e infeção. BiochimBiophys Ata. 2009; 1790:7:600-605.

8 3. **Schertzer JW, Boulette ML, Whiteley M.** More than a signal: non-signaling properties of quorum sensing molecules. Trends Microbiol 2009;17;5:189-195.

84. **Mah TFC, O'Toole GA.** Mechanisms ofbiofilm resistance to antimicrobial agents (Mecanismos de resistência dos biofilmes aos agentes antimicrobianos). Trends Microbiol.2001;9: 34-39

85. **Foley I, Marsh P, Wellington EMH, Smith AW, Brown MR.** O regulador geral da resposta ao stress, rpoS, é expresso na infeção humana: um possível papel na cronicidade. J Anti- micro Chemoter.1999;43:164-165

86. **Liu X, Ng C, Ferenci** T. Adaptações globais resultantes de densidades populacionais elevadas em culturas de Escherichia coli. J Bacteriol. 2000;182: 4158-4164

87. **Adams JL, Mclean RJ.** Impacto da deleção de rpoS em biofilmes de Escherichia coli. Appl Environ Microbiol. 1999; 65: 4285-4287

88. **Whiteley M, Parsek MR, Greenberg EP.** Regulação da deteção de quorum por RpoS em Pseudomonas aeruginosa. J Bacteriol.2000;182: 4356-4360

89. **Bigger JW** Tratamento de infecções estafilocócicas com penicilina.

Lancet:1944;2: 497-500

90. **Brooun A, Liu S, Lewis K** A dose-response study of antibiotic resistance in Pseudomonas aeruginosa biofilms. Antimicrob Agents Chemoter.2000; 44: 640646

91. **Lewis K.** Programmed death in bacteria (Morte programada em bactérias). Microbiol Mol Biol Rev.2000; 64:503-514

92. **Black D S, Irwin B, Moyed H S.** Autoregulation of hip, an operon that affects lethality due to inhibition of peptidoglycan or DNA synthesis. J Bacteriol.1994;176: 4081-4091.

93. **Falla TJ, Chopra** !.A tolerância conjunta aos antibióticos beta-lactâmicos e fluoroquinolonas em Escherichia coli resulta da expressão excessiva dehipA. Antimicrob Agents Chemother.1998; 42: 3282-3284

94. **Moyed HS, Bertrand** KP.hipA, um gene recentemente reconhecido de Escherichia coli K-12 que afecta a frequência de persistência após inibição da síntese de mureína. J Bacteriol.1983. 155: 768-775

95. **Novak R, Henriques B, Charpentier E, Normark S, Tuomanen.** Emergência de tolerância à vancomicina no Streptococcus pneumoniae. Nature.1999;39;9:590- 593

96. **Hogan D, Kolter R.** Porque é que as bactérias são refractárias aos antimicrobianos? Curr OpinMicrobiol. 2002; 5;5:472-477.

97. **Liaw SJ, Lee YL, Hsueh PR.** Multidrug resistance in clinical isolates ofStenotrophomonas maltophilia: roles of intégrons, efflux pumps, phosphoglucomutase and melanin and biofilm formation. Int J Antimicrob Agents.2010;35;2:126-130.

98. **Davin-Regli A, Bolla JM, James CE.** Permeabilidade da membrana e regulação do influxo e efluxo de fármacos em agentes patogénicos

enterobacterianos. Curr Drug Targets 2008; 9;9: 750-759.

99. **Bolla JM, Alibert-Franco S, Handzlik J, Chevalier J, Mahamoud A, Boyer G et al.** Estratégias para contornar a barreira da membrana em bactérias Gram-negativas multirresistentes. FEBS Lett. 2011; 585;ll:1682-1690.

100. **Richmond GE, Evans LP, Anderson MJ, Wand ME, Bonney LC, Ivens A et al.** O sistema de dois componentes AdeRS da Acinetobacter baumannii regula os genes necessários para o efluxo de múltiplos fármacos, a formação de biofilme e a virulência de uma forma específica da estirpe. MBio. 2016; 7;2:430-516.

101. **Schindler BD, Kaatz GW.** Bombas de efluxo de múltiplos fármacos de bactérias Gram-positivas. Drug Resist Updat. 2016;27: 1-13.

102. **Li XZ, Nikaido** H. Resistência a medicamentos mediada por efluxo em bactérias. Drugs 2004; 64;2: 159-204.

103. **Pages JM, James CE, Winterhalter M.** The porin and the permeating antibiotic: a selective diffusion barrier in Gram-negative bacteria. Nat Rev Microbiol. 2008; 6;12: 893-903.

104. **Markham PN, Neyfakh AA.** Resistência a medicamentos mediada por efluxo em bactérias Grampositivas. Curr OpinMicrobiol. 2001;4;5:509-514.

105. **Kumar A, Schweizer HP.** Bacterial resistance to antibiotics: active efflux and reduced uptake. Adv Drug Deliv Rev. 2005;57;10:1486-1513.

106. **Luis E. Chávez de Paz, Christine M. Sedgley, Anil Kishen.** O Biofilme do Canal Radicular. Capítulo 5. Resistência antimicrobiana na comunidade de biofilme. Página nº 55-86.

107. **Wingender J, Neu TR, Flemming HC.** What are bacterial extracellular polymeric substancesln: Wingender J, Neu TR, Flemming HC, editores. Microbial Extracellular Polymeric Substances: Characterization, Structure and Function. SpringerVerlag: Springer-Verlag; 1999:1-19.

108. **Nivens DE, Ohman DE, Williams J, Franklin MJ.** Papel do alginato e da sua acetilação O na formação de microcolónias e biofilmes de Pseudomonas aeruginosa. JBacteriol. 2001;183:1047-1057.

109. **Whitchurch CB, Tolker-Nielsen T, Ragas PC, Mattick JS.** DNA extracelular necessário para a formação de biofilme bacteriano. Ciência 2002;29;5:14-87.

110. **Paster BJ, Olsen I, Aas JA, Dewhirst FE:** A amplitude da diversidade bacteriana na bolsa periodontal humana e noutros locais orais. Periodontology 2000;42:80:200-206.

111. **Caminhos de Cohen para a polpa.** Capítulo 15. Microbiologia e tratamento de infecções endodônticas. Páginas 559-600. Mosby ElsevierlO[th] Edition. Página nº:213-234

112. **Stewart PS, Peyton BM, DruryWJ, Murga R.** Quantitative observations of heterogeneities in Pseudomonas aeruginosa biofilms (Observações quantitativas de heterogeneidades em biofilmes de Pseudomonas aeruginosa). Appl Environ Microbiol 1993;59:327-329.

113. **De beer D, Stoodley P, Roe F, Lewandowski Z.** Effects of biofilm structures on oxygen distribution and mass transport. Biotechnol Bioeng 1994;43:1131-1138.

114. **McLean RJ, Fuqua C, Siegele DA, Kirkland BL, Adams JL, Whiteley M.** Biofilm growth and an illustration of its role in mineral

formation. Sociedade Atlântica Canadiana de Ecologia Microbiana, Biosistemas Microbianos: New Frontiers: Actas do 8° Simpósio Internacional de Ecologia Microbiana. 2000:255-261.

115. **Costerton JW, Geesey GG, Cheng KJ.** How bacteria stick. Sci Am. 1978;238;l:86-95.

116. **McCoy WF, Bryers JD, Robbins J, Costerton JW.** Observações sobre a formação de biofilmes incrustantes. CanJMicrobiol. 1981;27;9:910-917.

117. **Sauer K, Camper AK, Ehrlich GD, Costerton JW, Davies DG.** Pseudomonas aeruginosadisplays multiple phenotypes during development as a biofilm.JBacteriol. 2002;1844:1140-1154.

118. **Karin Sauer, Paul Stoodley, Darla M. Goeres, Luanne Hall-Stoodley, Mette Burmolle, Philip S. Stewart, et** al.The biofilm life cycle- expanding the concetual model of biofilm formation. Nat Rev Microbiol. 2022; 20;10:608- 620.

119. **Dalton HM, Goodman AE, Marshall KC.** Diversidade no comportamento de colonização de superfícies em bactérias marinhas. J. Ind. Microbiol.l996.17:228-234

120. **Korber DR, Lawrence JR, Lappin-Scott HM, Costerton JW.** Growth of microorganisms on surfaces (Crescimento de microrganismos em superfícies). Em Microbial Biofilms, edição: 1. HM Lappin-Scott, JW Costerton. Página n°: 15-45. REINO UNIDO: Cambridge Univ. Press.1995

121. **O'Toole GA, Kolter R.** Flagellar and twitching motility are necessary for Pseudomonas aeruginosa biofilm development. Mol. Microbiol. 1998;30:295-30

122. **Heydorn A, Nielsen AT, Hentzer M, Sternberg C, Givskov**

M, Ersboll BK et al. Quantificação de estruturas de biofilme pelo novo programa de computador combat. Microbiology.2000;14:2395-2540.

123.   **Tolker-Nielson T, Brinch UC, Ragas PC, Andersen JB, Jacobsen CS, Molin S.** Development and dynamics OfPseudomonas sp. Biofilms. J. Bacteriol 2000;18;2:6482-6489

124.   **Sternberg C, Christensen BB, Johansen T, Nielsen AT, Andersen JB, et al.** Distribuição da atividade de crescimento em biofilmes em câmaras de fluxo. Appl. Environ. Micro- biol.1999; 65:4108-4117.

125.   **de Beer D, Stoodley P, Roe F, Lewan-dowski Z.** Effects of biofilm structures on oxygen distribution and mass transport. Biotechnol. Bioeng. 1994;43:1131-1138.

126.   **Marshall KC, Stout R, Mitchell R.** Mechanisms of the initial events in the sorption of marine bacteria to surfaces. J. Gen. Microbiol.1971; 68:337-48

127.   **Davies DG, Geesey GG.** Regulation of the alginate biosynthesis gene algCin Pseudomonas aeruginosaduring biofilm development in continuous culture. Appl. Environ. Microbiol.l995;61:860-867

128.   **Characklis WG.** Processos de biofilme. Em Biofilms. Página nº: 95-231. Nova Iorque: Wiley, edição 1. WG Characklis, KC Marshall, 1990.

129.   **Sauer K, Camper AK.** Caracterização de alterações fenotípicas em Pseudomonas putida em resposta ao crescimento associado à superfície. J. Bacteriol.2001;183: 6579-6589.

130.   **Gerke C, Kraft A, Sussmuth R, Schweitzer O, Gotz F.**

Caracterização da atividade da N-acetilglucosaminiltransferase envolvida na biossíntese da adesina intercelular polissacárida de Staphylococcus epidermidis. J. Biol. Chem.1998; 273:18586-18589.

131.   **P. Stoodley,K. Sauer,D. G. Davies, J. W. CostertomBiofilms** As Complex Differentiated Communities. Annu. Rev. Microbiol. 2002;56:187-209.

132.   **Paul E. Kolenbrander, Roxanna N. Andersen, Karen M. Kazmerzak e Robert J. Palmer, Jr.**: Community structure and co-operation in biofilms (Estrutura comunitária e cooperação em biofilmes). Capítulo; Coagregação e coadesão em biofilmes orais. Página nº: 65-86. Cambridge University Press 2000.

133.   **Davies DG, Parsek MR, Pearson JP, Iglewski BH, Costerton JW, Greenberg EP.** O envolvimento de sinais célula-a-célula no desenvolvimento de um biofilme bacteriano. Science.1998;280:295-298

134.   **Whiteley M, Bangera MG, Bumgarner RE, Parsek MR, Teitzel GM, et al.** Gene expression in Pseudomonas aeruginosa biofilms.Nature.2001;413:860-863.

135.   **AG. Gristina, M. Oga, LX. Webb, CD. Hobgood.** Science. 1985;2; 28;990-998.

136.   **MM. Slusher et al.,** Arch. Ophthalmol.1987;105;l:110-112.

137.   **LX Webb et al., J. Vase.** Surg.1986; 4;l:16-20.

138.   **LK. Birinyi, ECDouville, SA Lewis, HS Bjornson, RF.** Kempczinski, Bacterial adhesionto cell surface. J. IBID.1985;5; 193-197.

139.   **GAStern, A Lubniewski, C Alien Arch.** Ophthalmol. 1985;10;12-21.

140.	**R J Hamill, JM Vann, R A.** Proctor, Infect. Immun.1986;54:833-836.

141.	**AG Gristina, CD Hobgood, E Barth.** In Pathogenesis and Clinical Significance of Coagulase-negative Staphylococci. J. Microbiology 1987.143157.

142.	**B Sugarman, EJ Young.** Infecções associadas a dispositivos protéticos. J. Prosthodontics 1984;3;2:187-198

143.	**GD Christensen, WASimpson, EH Beachey.** Em Bacterial Adhesion. Capítulo 13. Métodos para avaliar a adesão de bactérias e biofilme. Página n°: 279-305. D. C. Savage e M. M. Fletcher, Nova Iorque.1985.

144.	**Beachey EH.** Bacterial adherence: adhesin-recetor interactions mediating the attachment of bacteria to mucosal surfaces. J. Infec Diseases.1981;143:325-345.

145.	**Kimberly K, Jefferson H.** O que leva as bactérias a produzir um biofilme? Federação Europeia de Mirobio Soc 2004;2;36:163-173

146.	**DC Savage, MM Fletcher.** Bacterial Adhesion: Mechanisms and Significado fisiológico. J. Infe Diseases 1985;3;1;98-115

147.	**IW Sutherland.** Bacterial exopolysaccharide, their nature and production. Em Surface Carbohydrates of the Prokaryotic Cell, I. W. Sutherland, Ed. Academic Press, Londres. 1978. Página n°: 27-96.

148.	**J. Dankert, AH Hogt, J Feijen.** CRC Crit. Rev. Biocompat.1986;2:219- 223.

149.	**Fletcher M.** The physiological activity of bacteria attached to solid surfaces. Avanços em Fisiologia Microbiana. 1991;32;53-85.

150.	**Paul Stoodley, Luanne Hall-Stoodley, Bill Costerton, Patrick DeMeo, Mark Shirtliff, Ellen Gawalt, et al.** Biofilms,

Biomaterials, and DeviceRelated Infections. Capítulo: 12. Em Biomaterials Science: Uma Introdução aos Materiais. Página nº: 565-583. Elsevier Inc. 3rd edition. 2013.

151.   **L Lakshmi Narayanan, Vaishnavi C.** Endodontic microbiology. Jornal de Medicina Dentária Conservadora. 2010;13;4:233-239.

152.   **Ramya Veerubhotla, Jhansi L. Varanasi, Debabrata Das.** Progress and Recent Trends in Microbial Fuel Cells (Progresso e Tendências Recentes em Células de Combustível Microbianas). Capítulo 12 Formação de biofilme em células de combustível microbianas. J. Infec Diseases 2018:231-242.

153.   **Svjetlana Mari, Jasmina** Vrane-Caraterísticas e significado da formação de biofilme microbiano. Period boil.2007;109, 2:1-7

154.   **Yung-Hua Li, Xingxing Huang, Xiao-Lin Tian.** Avanços recentes no biofilme dentário: impactos das interações microbianas na ecologia e patogénese do biofilme. J. Bioengineering.2017;4;3: 335-350.

155.   **Sissons, C.H.** Sistemas de modelos artificiais de biofilme de placa dentária. Adv. Dent. Res. 1997;ll;110-126.

156.   **Tang G, Yip, H K Cutress, TW, Samaranayake LP.** Sistemas de modelos de boca artificial e a sua contribuição para a investigação da cárie: A review. J. Dent. 2003;31:161-171.

157.   **Wimpenny JW.** A validade dos modelos. Adv. Dent. Res. 1997;ll:150- 159.

158.   **Palmer RJ Jr.** Células de fluxo para microscopia: Câmaras de perfusão para estudo de biofilmes. Methods Enzymol.1999;310:160-166.

159.   **Hodgson RJ, Lynch RJ, Watson GK, Labarbe R, Treloar R, Allison C.** Um modelo de biofilme de cultura contínua de respostas cariogénicas. J. Appl. Microbiol. 2001:90:440-448.

160.   **Foster JS, Kolenbrander PE.** Desenvolvimento de uma comunidade bacteriana oral multiespécie numa célula de fluxo condicionada por saliva. Appl. Environ. Microbiol. 2004;70:4340-4348.

161.   **LeungKP, Crowe TD, Abercrombie JJ, Molina CM, Bradshaw CJ, JensenCL et al.** Controlo da formação de biofilme oral por um decapeptídeo antimicrobiano. J. Dent. Res. 2005;84:1172-1177.

162.   **Kakehashi S, Stanley HR, Fitzgerald RJ.** The effects of surgical exposures of dentalpulps in germ-free and conventional laboratory rats. Oral Surgery, Oral Medicine and Oral Pathology.1965; 20: 34-35.

163.   **Gomes BPFA, Drucker DB, Liley JD.** Associação de sinais e sintomas endodônticos com combinações particulares de bactérias específicas. International Endodontic Journal. 1996;29:69-75.

164.   **Gomes BPFA, Liley JD, Drucker DB.** Variações na suscetibilidade dos componentes da microflora endodôntica aos procedimentos biomecânicos. International Endodontic Journal. 1996;29:235-241.

165.   **Gomes BPFA, Pinheiro ET, GadeNeto CR, et al.** Exame microbiológico de canais radiculares dentários infectados. Oral Microbiology and Immunology.2004;19:71-76.

166.   **Peters LB, Wesselink PR, Buijs JF, Van Winkelhoff AJ.** Bactérias viáveis nos túbulos dentinários radiculares de dentes com

periodontite apical. Journal of Endodontics.2001;27;2: 76-81.

167.   **NT Sena, BPFA Gomes, ME Vianna, VB Berber, A AZaia, CCR Ferraz et al.** Atividade antimicrobiana in vitro do hipoclorito de sódio e da clorexidina contra biofilmes de uma única espécie selecionada. International Endodontic Joumal.2006;39:878-885.

168.   **Zamany A, Spangberg LSW.** Um método eficaz de inativação da clorexidina. Oral Surg Oral Med Oral Path Oral Radiol Endod.2002;93:617- 620.

169.   **McDowell EM, Trump BF.** Fixadores histológicos adequados para microscopia eletrónica e de luz de diagnóstico. Arch Pathol Lab Med 1976;100:405-414.

170.   **MS Clegg, FJ Vertucci, C Walker, M Belanger, LR Britto.** O efeito da exposição a soluções irrigantes em biofilmes de dentina apical In-vitro. J. Endod.2006;32;5:434-437

171.   **Lamont RS, Jenkinson HF.** Ecologia bacteriana oral - a base molecular. Capítulo 3. A adesão como um determinante ecológico na cavidade oral. N° de páginas: 131-168. Horizon Scientific Press Kuramitsu HK, Ellen RP. Inglaterra.2000.

172.   **Marsh PD.** A placa bacteriana como um biofilme: princípios farmacológicos da administração e ação de medicamentos no ambiente sub e supragengival. Oral Dis. 2003;9:16- 22.

173.   **Carlos Estrela, Gilson Blitzkow Sydney, Jose Antonio Poli Figueiredo, Cyntia Rodrigues De Araújo Estrela.** Um sistema modelo para estudar estratégias antimicrobianas em biofilmes endodônticos. J Appl Oral Sci. 2009;17;2:87- 91

174.   **Ricucci D, Bergenholtz G.** Bacterial status in root- filled teeth exposed to the oral environment by loss of restoration and fracture or

caries-a histobacteriological study of treated cases. International Endodontic Journal. 2003; 36,787-802.

175. **Trope M, Tronstad L, Rosenberg ES.** Contagem de espiroquetas por microscopia de campo escuro na diferenciação de abcessos endodônticos e periodontais. J. Endod.1992; 18, 82-86.

176. **Greenstein G, Poison A.** Monitorização microscópica de agentes patogénicos associados a doenças periodontais. Uma revisão. Journal of Periodontology.1985;56:740-747.

177. **Magnusson I, Liljenberg B, Yoneyama T, Blomqvist N.**Amostragem do microbiota subgengival para microscopia de campo escuro. Journal of Clinical Periodontology.1985; 12: 209-215.

178. **Quirynen M, Bollen C, Vandekerckhove B, Dekeyser C, Papaioannou W, Eyssen H.** Desinfeção total ou parcial da boca no tratamento de infecções periodontais: observações clínicas e microbiológicas a curto prazo. Journal of Dental Research.1995; 74:1459-1467.

179. **Socransky S, Haffajee A, Cugini M, Smith C, Kent R Jr. Complexos microbianos na placa subgengival.** Journal of Clinical Periodontology.1998;25:134-144.

180. **Ximenez-Fyvie L, Haffajee A, Socransky** S.Composição microbiana da placa supra e subgengival em indivíduos com periodontite em adultos. Journal of Clinical Periodontology.2001;27:722-732.

181. **Darby I, Mooney J, Kinane** D.Alterações na microflora subgengival e na resposta imunitária humoral após terapia periodontal. Journal of Clinical Periodontology.2001; 28:796- 805.

182. **Little BJ, Wagner PA,** Ray RI, **Pope** R, **Scheetz** R.Biofilmes:

Uma avaliação ESEM de artefactos introduzidos durante a preparação SEM. Journal of Industrial Microbiology.1992; 8: 213-22.

183. **Danilatos GD.** Fundamentos da microscopia eletrónica de varrimento ambiental. In: Hawkes PW, ed. Advances in Electronics and Electron Physics. Boston: Academic Press.1988;71: 109-250.

184. **Danilatos GD.** Introdução ao instrumento ESEM. Microscopy Research and Technique.1993a; 25:354-361.

185. **Danilatos GD.** Microscopia eletrónica de varrimento ambiental.

Microscopy Research and Technique.1993b; 25:529-534.

186. **Bancroft JD, Stevens** A.Theory and Practice OfHistological Techniques. Capítulo 21 Microscopia Eletrónica de Transmissão. Página nº: 434-475. Elsevier, Nova Iorque: Churchill Livingstone.8th edition.

187. **Nair P, Henry S, Cano V, Vera J.** Estado microbiano do sistema de canais radiculares apicais de primeiros molares inferiores humanos com periodontite apical primária após tratamento endodôntico de "uma visita". Oral Surgery Oral Medicine Oral Pathology Oral Radiology and Endodontics.2005;99:231-52.

188. **Haapasalo M.** Bacteroides buccae e taxa relacionados em canais radiculares necróticos infecções. Journal of Clinical Microbiology.1986;24:940-944.

189. **Sunde P, Olsen I, Debelian G, Tronstad** L.Microbiota de lesões periapicais refractárias à terapia endodôntica. Journal of Endodontics.2002;28:304- 310.

190. **Matias V, Al-Amoudi A, Dubochet J, Beveridge J.** Microscopia eletrónica de crio-transmissão de secções congeladas e hidratadas de Escherichia coli e Pseudomonas aeruginosa. Journal

ofBacteriology.2003;18: 6112-6118.

191. **Brileya KA, Camilleri LB, Fields MW.** Hibridização in situ de fluorescência 3D de biofilme anaeróbico intacto. Methods Mol Biol. 2014;1151:189-1 97.

192. **Stewart PS, Franklin MJ.** Physiological heterogeneity in biofilms (Heterogeneidade fisiológica em biofilmes). Nat. Rev. Microbiol. 2008;6:199-210.

193. **PatwardhanA, Ray S e RoyA.** Molecular markers in phylogenetic studies-a review. J. Phylogenet. Evolution Biol. 2014;2;131:1-9

194. **NacherVazquezM, SantosB, AzevedoNFe CerqueiraL.** O papel dos mímicos de ácidos nucleicos (NAMs) em técnicas e aplicações baseadas em FISH para deteção microbiana. Microbiological Res. 2022;262:127-186.

195. **RochaR, Sousa JM, Cerqueira L, VieiraMJ, Almeida C, AzevedoNF.** Desenvolvimento e aplicação da hibridação in situ por fluorescência de ácidos nucleicos peptídicos para a deteção específica de Listeria monocytogenes. Food Microbiol. 2019;80:1-8.

196. **Teixeira H, Sousa AL, Azevedo AS.** Ferramentas bioinformáticas e diretrizes para o desenho de sondas de hibridação in situ fluorescente. Methods in Molecular Biology.2021;2246:35-50.

197. **AlmeidaC e AzevedoNF.** Uma introdução à hibridação in situ por fluorescência em microrganismos. Métodos Mol. Biol. 2021;2246;1-15.

198. **Aquino de MuroM.** Manual de Biométodos Médicos. Capítulo 2. Conceção, produção e aplicações de sondas. Página nº: 13-

23.Totowa, NJ: Humana Press Inc. 2008.

199.	**Cerqueira L, Azevedo NF, AlmeidaC, Jardim, T, Keevil CW, Vieira.** Mímicos para a identificação rápida de microrganismos por hibridação in situ fluorescente (FISH). Int. J. Mol. Sci. 2008:9:1944-1960.

200.	**Nielsen AT, TolkerNielsenT, Barken KB, Molin S.** Papel das relações comensais na estrutura espacial de um consórcio microbiano ligado à superfície. Environ. Microbiol.2000; 2:59-68

201.	**Azevedo AS, AlmeidaC, Pereira B, Melo LF e Azevedo NF.** Impacto de delftiatsuruhatensis e achromobacterxylosoxidans em biofilmes de Escherichia coli dualspecies tratados com agentes antibióticos. Biofouling.2016;32:227-241.

202.	**Allkja J, Goeres DM, Azevedo AS e Azevedo** NFJnteracções de microrganismos num modelo de biofilme polimicrobiano de um cateter urinário. Biotechnol. Bioengineering.2022;120:239-249.

203.	**HabimanaO, Heir E, Langsrud S, Asli AW e Moretro T.** Colonização de superfície melhorada por escherichia coli O157:H7 em biofilmes formados por um isolado de acineto bactercal-coaceticus de ambientes de processamento de carne. Appl. Environ. Microbiol.2010;76;4557-4559.

204.	**AlmeidaC, Azevedo NF, Santos S, Keevil CW, Vieira MJ.** Discriminação de populações multiespécies em biofilmes com hibridação in situ por fluorescência de ácido nucleico peptídico (PNA FISH). J. PLoS.2011;6;3:l-13

205.	**Svensater G, Bergenholtz G.** Biofilmes em infecções endodônticas. Endodontic Topics. 2004;9;l:27-36

206.	**Gilbert P, Das J, Foley I.** Suscetibilidade do biofilme aos antimicrobianos. Adv DentRes. 1997;ll;l:160-167

207.	**Haapasalo M, Endal U, Zandi H, Coil JM.** Erradicação da infeção endodôntica por instrumentação e soluções de irrigação. Endod Topics.2005;10:77- 102.

208.	**Siqueira JF Jr, Lima KC, Magalhaes FA, Lopes HP, de Uzeda M.** Redução mecânica da população bacteriana no canal radicular por três técnicas de instrumentação. J Endod.1999;25:332-335.

209.	**Siqueira JF Jr., Araujo MC, Garcia PF, Fraga RC, Dantas CJ.** Avaliação histológica da eficácia de cinco técnicas de instrumentação na limpeza do terço apical de canais radiculares. J Endod. 1997;23:499-502.

210.	**Haapasalo M, Orstavik D.** Infeção e desinfeção in vitro dos túbulos dentinários.JDentRes. 1987;66: 1375-1379.

211.	**Love RM, Jenkinson HF.** Invasão dos túbulos dentinários por bactérias orais. Crit Rev Oral Biol Med.2002;13:171-183.

212.	**El Ayouti A, Chu AL, Kimonis I, Klein C, Weiger R, Lost C.** Eficácia dos instrumentos rotatórios com maior conicidade na preparação de canais radiculares ovais. Int Endod J. 2008;41:1088-1092.

213.	**PaqueF, Ganahl D, Peters OA.** Efeitos da preparação do canal radicular na geometria apical avaliada por tomografia micro-computada. J Endod.2009;35: 1056-1059.

214.	**Peters OA.** Desafios e conceitos actuais na preparação dos sistemas de canais radiculares: uma visão geral. JEndod.2004;30:559-567.

215.	**Peters OA, Schonenberger K, Laib A.** Efeitos de quatro técnicas de preparação de Ni-Ti na geometria do canal radicular avaliada por microtomografia computorizada. Int Endod J.2001;34: 221-230.

216. **McComb D, Smith DC, Beagrie GS.** Os resultados da instrumentação quimio-mecânica endodôntica in vivo - Um estudo ao microscópio eletrónico de varrimento. J Br Endod Soc.1976;9:ll-17.

217. **Metzger Z, Teperovich E, Zary R, Cohen R, Hof R.** A lima auto-ajustável (SAF). Parte 1: respeitando a anatomia do canal radicular - Um novo conceito de limas endodônticas e sua implementação. J Endod.2010;36: 679-690.

218. **Zakrzewski W, Dobrzynski M, Zawadzka-Knefel A, Lubojan Ski A, Dobrzyn Ski W, Janecki M et al.** Aplicação de nanomateriais em endodontia. Materials.2021;14:52-96.

219. **Peters OA, Boessler C, Paque F.** Preparação do canal radicular com um novo instrumento de níquel-titânio avaliado com tomografia micro-computada: Preparação da superfície do canal ao longo do tempo. J Endod.2010;36:1068-1072.

220. **Peters OA, PaqueF.** Preparação do canal radicular de molares superiores com a lima auto-ajustável: um estudo de tomografia micro-computadorizada. J Endod.2011;37: 53-57.

221. **Siqueira JF Jr, Alves FR, Almeida BM, de Oliveira JC, Rocas IN.** Capacidade do preparo quimio-mecânico com instrumentos rotatórios ou lima auto-ajustável para desinfeção de canais radiculares ovais. J Endod.2010;36:1860-1865.

222. **Dunavant TR, Regan JD, Glickman GN, Solomon ES, Honeyman**

AL. Avaliação comparativa de irrigantes endodônticos contra biofilmes de Enterococcus faecalis. JEndod-2006;32: 527-531.

223.	**Williamson AE, Cardon JW, Drake DR.** Suscetibilidade antimicrobiana de biofilmes em monocultura de um isolado clínico de Enterococcus faecalis. J Endod.2009;35: 95-97.

224.	**Duggan JM, Sedgley CM.** Biofilm formation of oral and endodontic Enterococcus faecalis. J Endod. 2007;33: 815-818.

225.	**Brandle N, Zehnder M, Weiger R, Waltimo T.** Impacto das condições de crescimento na suscetibilidade de cinco espécies microbianas ao stress alcalino. J Endod.2008;34:579-582.

226.	**Chavez de Paz LE, Bergenholtz G, Svensater G.** The effects of antimicrobials on endodontic biofilm bacteria. J Endod.2010;36:70-77.

227.	**Chai WL, Hamimah H, Cheng SC, Sallam AA, Abdullah M.** Suscetibilidade do biofilme de Enterococcus faecalis a antibióticos e hidróxido de cálcio. J Oral Sci.2007;49:161-166.

228.	**Haapasalo M, Shen Y, Qian W, Gao Y.** Irrigação em endodontia. Dent Clin NorthAm. 2010;54:291-312.

229.	**Senia ES, Marshal FJ, Rosen S.** A ação solvente do hipoclorito de sódio no tecido pulpar de dentes extraídos. Oral Surg Oral Med Oral Pathol.1971;31:96-103.

230.	**Clegg MS, Vertucci FJ, Walker C, Belanger M, Britto LR.** O efeito da exposição a soluções irrigantes em biofilmes de dentina apical in vitro. J Endod.2006;32:434-437.

231.	**Shaker LA, Dancer BN, Russell AD, Furr JR.** Emergência e desenvolvimento de resistência à clorexidina durante a esporulação de Bacillus subtilis

168.   FEMS Microbiol Lett.l988;51:73-76.

232.   **Russell AD, Day MJ.** Atividade antibacteriana da clorhexidina. J Hosp Infect 1993;25: 229-238.

233.   **Russell AD.** Atividade de Biocidas contra Micobactérias. Soc Appl Bacteriol Symp Ser. 1996;25: 87S-101S.

234.   **McDonnell G, Russell AD.** Antissépticos e desinfectantes: atividade, ação e resistência. Clin Microbiol Rev.l999;12:147-179.

235.   **Vahdaty A, Pitt Ford TR, Wilson RF.** Eficácia da clorhexidina na desinfeção dos túbulos dentinários in-vitro. Endod Dent Traumatol.l993;9:243-248.

236.   **Jeansonne MJ, White RR.** Uma comparação entre gluconato de clorexidina a 2,0% e hipoclorito de sódio a 5,25% como irrigantes endodônticos antimicrobianos. JEndod.l994;20:276-278.

237.   **Heling I, Chandler NP.** Efeito antimicrobiano das combinações de irrigantes nos túbulos dentinários. Int Endod J. 1998;31:8-14.

238.   **Buck RA, Eleazer PD, Staat RH, Scheetz JP.** Eficácia de três irrigantes endodônticos em várias profundidades tubulares na dentina humana. J Endod 2001;27:206-208.

239.   **Pappen FG, Shen Y, Qian W, Leonardo MR, Giardino L, Haapasalo
M.** Ação antibacteriana in vitro de Tetra-clean, MTAD e cinco soluções de irrigação experimentais. IntEndod J. 2010;43:528-535.

240.   **Ma J, Wang Z, Shen Y, Haapasalo M.** Um novo modelo não invasivo para estudar a eficácia da desinfeção da dentina utilizando a microscopia confocal de varrimento a laser. J Endod.2011;43:1380-1385.

241.   **Giardino L, Ambu E, Becce C, Rimondini L, Morra M.** Comparação da tensão superficial de quatro irrigantes comuns para canais radiculares e dois novos irrigantes contendo antibiótico. J Endod. 2006:32: 1091-1093.

242.   **Abou-Rass M, Patonai FJ Jr.** Os efeitos da diminuição da tensão superficial no fluxo de soluções de irrigação em canais radiculares estreitos. Oral Surg Oral Med Oral Pathol.1982;53:524-526.

243.   **Stojicic S, Shen Y, Qian W, Johnson B, Haapasalo M.** Antibacterial e capacidade de remoção da camada de esfregaço de um novo irrigante, QMiX. Int Endod J. 2012;45:363-371.

244.   **Kishen A, Sum CP, Mathew S, Lim CT.** Influência dos regimes de irrigação na aderência de Enterococcus faecalisto à dentina do canal radicular. J Endod,2008;34: 850-854.

245.   **Qian W, Shen Y, Haapasalo M.** Análise quantitativa do efeito das sequências de irrigação na erosão da dentina. J Endod. 2011;37:1437-1441.

246.   **Van der Sluis LW, Versluis M, Wu MK, Wesselink PR.** Irrigação ultrassónica passiva do canal radicular: uma revisão da literatura. Int Endod J.2007: 40: 415-426.

247.   **Tronstad L, Barnett F, Schwartzben L, Frasca P.** Eficácia e segurança do instrumento endodôntico vibratório Sonic. Endod Dent Traumatol.1985; 1: 69- 76.

248.   **Ahmad M, Pitt Ford TR, Crum LA.** Desbridamento ultrassónico dos canais radiculares: uma visão dos mecanismos envolvidos. J Endod. 1987;13:93-101.

249.   **Pitt WG.** Remoção do biofilme oral por fenómenos sónicos.

Am J Dent2005;18:345-352.

250.   **Brito PR, Souza LC, Machado de Oliveira JC, Alves FR, De-Deus G, Lopes HP, Siqueira** JF JnComparação da eficácia de três técnicas de irrigação na redução das populações intracanal de Enterococcus faecalis: Um estudo in-vitro. J Endod. 2009; 35:1422-1427.

251.   **Shen Y, Stojicic S, Qian W, Olsen I, Haapasalo M.** O efeito antimicrobiano sinérgico da agitação mecânica e de duas preparações de clorexidina em bactérias de biofilme. J Endod.2010;36:100-104.

252.   **Martin H.** Desinfeção ultra-sónica do canal radicular. Cirurgia Oral;1976;42: 92-99.

253.   **Carr GB, Schwartz RS, Schaudinn C, Gorur A, Costerton JW.** Exame ultra-estrutural de um retratamento de molar falhado com periodontite apical secundária: um exame de biofilmes endodônticos num fracasso de retratamento endodôntico. J Endod2009;35:1303-1309.

254.   **Shrestha A, Fong SW, Khoo BC, Kishen A.** Entrega de nanopartículas antibacterianas em túbulos dentinários utilizando ultra-sons focalizados de alta intensidade. J Endod.2009;35:1028-1033.

255.   **O'Riordan K, Sharlin DS, Gross J, Chang S, Errabelli D, Akilov OE et al.** Photoinactivation of Mycobacteria in vitroand in a new murine model of localized Mycobacterium bovisBCG-induced granulomatous infection. Antimicrob Agents. Chemother.2006;50:1828-1834.

256.   **Wilson M.** Lethal photosensitisation of oral bacteria and its potential application in the photodynamic therapy of oral infections (Fotossensibilização letal de bactérias orais e sua potencial aplicação

na terapia fotodinâmica de infecções orais). Photochem Photobiol Sei. 2004;3: 412-418.

257.	**Bergmans L, Moisiadis P, Huybrechts B, Van Meerbeek B, Quirynen M, Lambrechts P.** Effect of photo-activated disinfection on endodontic pathogens- An Ex-vivo study. Int Endod J.2008;41:227-239.

258.	**Bertoloni G, Lauro FM, Cortella G, Merchat M.** Atividade fotossensibilizadora da hematoporfirina em células de Staphylococcus aureuscells. BiochimBiophys Acta.2000;1475:169-174.

259.	**Romanova NA, Brovko LY, Moore L, Pometun E, Savitsky AP, Ugarova NN, Griffiths MW.** Avaliação da destruição fotodinâmica de Escherichia coli O157:H7 e Listeria monocytogenes utilizando a bioluminescência ATP. Appl Environ Microbiol.2003;69: 6393-6398.

260.	**Nitzan Y, Gutterman M, Malik Z, Ehrenberg B.** Inativação de bactérias Gramnegativas por porfirinas fotossensibilizadas. Photochem Photobiol. 1992;55: 89-96.

261.	**Upadya MH, Kishen A.** Influência dos modos de crescimento bacteriano na suscetibilidade à desinfeção activada por luz. Int Endod J.2010;43:978-987.

262.	**Leive L.** A função de barreira do envelope Gram-negativo. Ann NY AcadSci.l974;235:109-129.

263.	**Denyer SP, Maillard JY.** Impermeabilidade celular e absorção de biocidas e antibióticos em bactérias Gram-negativas. J Appl Microbiol.2002;92:35S-45S.

264.	**Wilson M, Burns T, Pratten J, Pearson GJ.** Bacteria in supragingival plaque samples can be killed by low-power laser light in the presence of a photosensitizer. J Appl Bacteriol. 1995;78: 569-574.

265. **Merchat M, Bertolini G, Giacomini P, Villanueva A, Jori G.** Porfirinas catiónicas mesosubstituídas como fotossensibilizadores eficazes de bactérias Gram-positivas e Gram-negativas. J Photochem Photobiol B.1996;32:153-157.

266. **Fimple JL, Fontana CR, Foschi F, Ruggiero K, Song X, Pagonis TC et al.** Photodynamic treatment of endodontic polymicrobial infection in-vitro. J Endod,2008;34:728-734.

267. **Sawai J.** Avaliação quantitativa das actividades antibacterianas do pó de óxido metálico (ZnO, MgO e CaO) através do ensaio de Conduetimetrie. J. Microbiol Methods.2003;54;2:177-182.

268. **Ozok AR, Wu MK, Luppens SB, Wesselink PR.** Comparação do crescimento e da suscetibilidade ao hipoclorito de sódio de biofilmes mono e de duas espécies de Fusobacterium nucleatum e Peptostreptococcus (micromonas) micros. J Endod 2007;33;7:819-822.

269. **Yamamoto O.** Influência do tamanho das partículas na atividade antibacteriana do óxido de zinco. Int J Inorg Mater. 2001;3;7:643-646.

270. **Sawai J, Shoji S, Igarashi H, Hashimoto A, Kokugan T, et al.** O peróxido de hidrogénio como fator antibacteriano na pasta de pó de óxido de zinco. J Ferment Bioengin.1998;86;5:521- 522.

271. **Stohs SJ, Bagchi D.** Mecanismos oxidativos na toxicidade dos iões metálicos. Free RadicBiol Med. 1995;18;2:321-336.

272. **Feng QL, Wu J, Chen GQ, Cui FZ, Kim TN, Kim JO.** Um estudo mecanicista do efeito antibacteriano dos iões de prata em Escherichia coli e Staphylococcus aureus. J Biomed Mater Res.

2000;52;4:662-668.

273. **Kim JS, Kuk E, Yu KN, Kim JH, Park SJ, Lee HJ, et al.** Antimicrobial effects of Silvernanoparticles. Nanomedicina. 2007;3;1:95-101.

274. **Busscher HJ, Der Mei R.** Initial microbial adhesion is a determinant for the strength ofbiofilm adhesion. FEMS Microbiol Lett. 1995;128;3:229-234.

275. **Kishen A, Sum CP, Mathew S, Lim CT.** Influência dos regimes de irrigação na aderência do Enterococcus faecalis à dentina do canal radicular. J Endod. 2008;34;7:850-854.

276. **Rabea El, Badawy MET, Stevens CV, Smagghe G, Steurbaut W.** Chitosan as antimicrobial agent: applications and mode of action. Biomacromolecules. 2003;4;6:1457-1465.

277. **Kishen A, Shi Z, Shrestha A, Neoh KG.** Uma investigação sobre a eficácia antibacteriana e antibiofilme de nanopartículas catiónicas para a desinfeção de canais radiculares. J Endod.2008;34;12:1515-1520.

278. **Shrestha A, Shi Z, Neoh KG, Kishen** A. Nanopartículas para tratamento antibiofilme e efeito do envelhecimento na sua atividade antibacteriana. J Endod. 2010;36;6:1030-1035.

279. **Varalakshmi R Parasuraman, Banker Sharad Chandra Muljibhai.** 3Mix-MP em Endodontia - Uma visão geral. Jornal de Ciências Médicas e Dentárias.2012;3;1:36-45.

280. **Hoshino E, Kurihara-Ando N, Sato I, Uematsu H, Sato M, et al.** Suscetibilidade antibacteriana in vitro de bactérias de dentina radicular infetada a uma mistura de ciprofloxacina, metronidazol e minociclina. Int Endod J. 1996;29:125-130.

281. **Takushige T, Cruz EV, Moral AA, Hoshino E.** Tratamento endodôntico de dentes decíduos utilizando uma combinação de fármacos antibacterianos. Int Endod J. 2004;37:132-138.

282. **Sato I, Kurihara Ando N, Kota K, Iwaku M, Hoshino E.** Esterilização da dentina de canais radiculares infectados através da aplicação tópica de uma mistura de ciprofloxacina, metronidazol e minociclina in situ. Int Endod J.1996;29:118- 124.

283. **Subramani K, Ahmed W.** Nano-biomateriais em medicina dentária clínica. Capítulo 2. Materiais à nanoescala e suas aplicações em biomateriais dentários. Página n.º: 39-199. Elsevier: Amesterdão 2nd edição: 2019.

284. **Rahaman MN, Day DE, Bal BS, Fu Q, Jung SB, Bonewald L, et al.** Vidro bioativo na engenharia de tecidos. Ata Biomater. 2011;7;6:2355-2373.

285. **Stoor P, Soderling E, Salonen JI.** Efeitos antibacterianos de uma pasta de vidro bioativo em microrganismos orais. Ata Odontol Scand. 1998;56;3:161-165.

286. **Zehnder M, Luder HU, Schatzle M, Kerosuo E, Waltimo T.** Um estudo comparativo sobre os potenciais de desinfeção do vidro bioativo S53P4 e do hidróxido de cálcio em pré-molares humanos contra-laterais - Um Ex-vivo. Int Endod J. 2006;39;12:952-958.

287. **Gubler M, Brunner TJ, Zehnder M, Waltimo T, Sener B, Stark WJ.** Os vidros bioactivos transmitem um mecanismo de desinfeção para além de um mero aumento do pH? Int Endod J. 2008;41;8:670-678.

288. **Mohn D, Bruhin C, Luechinger NA, Stark WJ, Imfeld T, Zehnder M.** Compósitos feitos de vidro bioativo 45S5 pulverizado

por chama e polímeros: bioatividade e propriedades de vedação imediata. Int Endod J.2010;43;ll:1037- 1046.

289.   **Seal GJ, Ng YL, Spratt D, Bhatti M, Gulabivala K.** Uma comparação in-vitro da eficácia bactericida da fotossensibilização letal ou da irrigação com hipoclorito de sódio em biofilmes de Streptococcus intermedins nos canais radiculares. Int Endod J. 2002;35;3:268-274.

290.   **Araki AT, Ibraki Y, Kawakami T, Lage-Marques JL.** Irradiação do biofilme microbiológico apical com laser Er:YAG. Braz Dent J. 2006;17;4:296-
2 99.

291.   **Bergmans L, Moisiadis P, Teughels W, Van Meerbeek B, Quirynen M, Lambrechts P.** Efeito bacteriano da irradiação laser Nd:YAG em alguns agentes patogénicos endodônticos - Um estudo ex-vivo. Int Endod J. 2006;39;7:547-557.

292.   **Soukos NS, Chen PSY, Morris JT, Ruggiero K, Abernethy AD, Som S, Foschi F, et al.** Photodynamic therapy for endodontic disinfection (Terapia fotodinâmica para desinfeção endodôntica). J Endod. 2006;32;10:979-984.

293.   **Noiri Y, Ehara A, Kawahara T, Takemura N, Ebisu S.** Participation of bacterial biofilmsin refractory and chronic periapical periodontitis. J Endod.2002;28;10:679-683.

294.   **Stubinger S, Sader R, Filippi A.** A utilização do ozono em medicina dentária e cirurgia maxilofacial: Uma revisão. Quintessência Internacional. 2006;37;5:353- 359.

295.   **Mohammadi Z, Shalavi S, Soltani MK, Asgary S.** Uma revisão das propriedades e aplicações do ozono na endodontia: uma

atualização. Iran Endod J. 2013;8;2:40-43.

296. **Hems RS, Gulabivala K, Ng YL, Ready D, Spratt DA.** Uma avaliação in vitro da capacidade do ozono para matar uma estirpe de Enterococcus faecalis. Int Endod J. 2005;38;l:22-29.

297. **Huth KC, Jakob FM, Saugel B, Cappello C, Paschos E, Hollweck R, et al.** Efeito do ozono nas células orais em comparação com os antimicrobianos estabelecidos. EurJOral Sei. 2006;114;5:435-440.

298. **Viera MR, Guiamet PS, De Mele MFL, Videla HA.** Utilização de ozono dissolvido para o controlo de bactérias planctónicas e sésseis em sistemas de refrigeração industrial. Int biodeter biodegrad,1999;44;4:201-207.

299. **Kustarci A, Sumer Z, Altunbas D, Kosum S.** Efeito bactericida da irradiação laser KTP contra Enterococcus faecalis em comparação com o ozono gasoso: um estudo ex vivo. Oral Surg Oral Med Oral Pathol Oral Radiol Endod. 2009;107;5:73-79.

300. **Silveira AM, Lopes HP, Siqueira Jr JF, Macedo SB, Consolaro A.** Reparo perirradicular após tratamento endodôntico de duas visitas utilizando duas diferentes medicações intracanais comparado ao tratamento endodôntico de visita única. Braz Dent J. 2007;18;4:299-304.

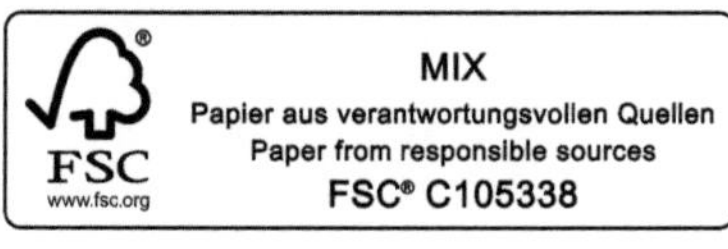

Printed by Books on Demand GmbH, Norderstedt / Germany